岩波 明

他人を非難してばかりいる人た

バッシング・いじめ・ネッ

GS 幻冬舎新書 389

他人を非難してばかりいる人たち／目次

第四章 だれでも、突然「クレーマー」になる可能性を持つ

第七章 日本人は世界的に見て、「孤独で、悲観的で、自己評価が低い」

図表作成　美創

第一章 世界が小さくなり、ぼくらは過激になっている

SNSがぼくらにもたらした成果

今、世界は確実に「小さく」なっている。さらに、すべての人において個人の秘密を保つことが難しくなっている。それに伴って、他人を許せない人たちや他人を非難してばかりいる人たち、バッシングしないではいられない人たちの動きが騒々しい。

大雑把な図式を言えば、「唾棄《だき》すべき悪人」が発見されたとき、マスコミとネット住民は先陣を争うようにして、バッシングを開始する。いったんその流れが定まってしまうと、一般の人々はよく理解しないままに追随し、さらに大きな「世の中の声」を作るようになるわけだ。

いうまでもないが、これは、インターネットとSNSの普及による「成果」である。新しいデバイスを得たことで、ぼくらは容易に他人の弱みにアクセスして、それに付け込むことができるようになった。

さらに言えば、**ネットの匿名性が、ぼくらの過激さを助長する。**ひきこもりでも、ニートでも、ブラック企業の社員でも、だれであろうと、多少の文章のレトリックと他人をふみにじる傲慢《ごうまん》さを備えていれば、一瞬のことではあるが、この世界の「王」のように振る舞うことができる（しかし、この匿名性も実は仮のものであり、あらゆる情報はサーバーに管理されていることを知っておく必要がある）。

ここではまず、あるテレビドラマのシーンを例としてあげてみよう。最近の米国の人気テレビドラマに、『ハウス・オブ・カード』という作品がある。

物語の舞台は、大統領候補ウォーカーが大統領選に勝利した直後の首都ワシントン。主人公は、選挙の功労者であるとともに、議会の重鎮であるやり手の民主党下院議員、フランシス・アンダーウッドである。

彼はウォーカーから、選挙後の国務長官の地位を約束されていたが、突然、その約束が反故《ほご》にされ内閣からはずされてしまう。

フランシスはウォーカー大統領の裏切りに愕然とするが、すぐに復讐のために新たな謀略を編み出す。大統領を追い落として、自らその地位を手に入れようと企てたのだ。まず、彼は自分の代わりに国務長官の地位についた人物を追い落とすために、過去のスキャンダルをでっち上げた……。

ドラマの展開がスピーディーであることに加えて、犯罪行為さえもいとわずに、なりふり構わず権力を我が物にしようと不眠不休で暗躍するフランシスの姿は、むしろすがすがしい印象さえ覚える。

けれども、ここで紹介したいのは、このドラマのメインストーリーではないシーンである。

フランシスは、自分に近づいてきたワシントン・ヘラルドの女性新聞記者ゾーイを愛人にし、彼女を通じてマスコミの情報操作を行った。フランシスからの内部情報によってスクープを連発したゾーイは新聞社内でも異例の抜擢を受けたが、勝気な彼女は保守的な編集長と対立し、ある時、罵倒されてクビを宣告された。

ところが、ゾーイはひるまなかった。スマートフォンを取り出した彼女は、録音していた編集長とのやり取りを再生させた。そこには、激しい女性蔑視の言葉が並べられていたのである。それを聞かされた編集長の表情は、見る間に青ざめていく。

「今の時代、一人に話したことは、1000人に話すのと同じことなのよ。私がこの内容をツイッターに流したらどうなると思う?」

ゾーイは勝ち誇ったように言い放って自ら新聞社を去るが、編集長はまもなく社のオーナーから解雇され、ゾーイはつかの間の勝利を得たのであった(最終的にゾーイには悲劇的な運命が待っているのであるが、それについてはぜひドラマをご覧ください)。

正義派を装った〝傷つけたい人々〟だらけの日本

このゾーイの言葉が、まさに「今という時代」を表している。

公の場における発言はもちろんのこと、私的な恋人同士の会話でさえ、ネットにさらされるリスクがある。リアルな会話も電話の音声も、それを録音して、ネット上に公開することは素人でも容易に可能であるからだ。

さらに、ブログや掲示板への書き込みは、常に見知らぬだれかにチェックされている。他人のコメントや発言内容のアラ探しに人生を懸けている人たちが、途方もない数存在するのである。

そしてひとたび、発言が問題視されると、それはいっときの出来事で終わらない。問題にされた部分だけが繰り返し恣意《しい》的《てき》に引用され、時には巨大なフォントと赤字で悪意によって強調されて、瞬時にネット世界にばらまかれる。いったん拡散した情報に、もう打つ手はないし、消去しようもない。

そうなると、あることないこと無責任なコメントが付け加えられて、誹謗中傷の対象となる。さらには、ネットの住人たちは発言したおおもとの個人を特定し、その実名やプロフィールまでもネット上にさらして「なぶりもの」として吊るし上げるし、現実世界においても被害が及んでいる。これが、**「炎上」**である。

ここには、落ち着いた議論をしようという姿勢も、寛容さのかけらもない。ネット住民の多くは、**一見「正義派」を装っていることが多いが、彼らの目的は、他人を傷つけること、徹底的に糾弾しひねりつぶすことにあるからである。**

2004年イラク日本人人質事件のとき、3人の人質は異常なバッシングを受けた

ところで、「バッシング」という言葉は、いつ頃から使われているのだろうか。

１９８０年代、日米の貿易不均衡を背景に、日本に対する抗議や批判が米国の議会や企業からさかんに発せられ、「ジャパン・バッシング」と呼ばれていたことがあったが、現在使用されている意味合いとは、かなりニュアンスが異なっていた。

当時は、バッシングに明確な「目的」があった。ジャパン・バッシングはバッシング自体を目的とするものではなく、経済的な不均衡を正すための方法であった。ところが現在の日本社会では、バッシングすること自体を自己目的化したバッシングが横行している。

かねてより、日本人は、「よそ者」に対して厳しく、個人の自由な行動を批判する傾向

が強かったが、21世紀になって、以前にもましてバッシング好きになったようである（余談になるが、このように日本人は「人」に対して不寛容である一方で、文化や宗教に対しては許容度が高く、長い年月にわたって多くの舶来のものを受け入れてきたことは興味深い）。

ここで、21世紀の初頭に起きた事件を振り返ろうと思う。すでに一昔前の事件になるが、2004年4月におけるイラクでの日本人3名の人質事件はまだ記憶に新しい。当時の小泉政権や一部のマスコミは、被害者たちの「自己責任論」を唱えて、イラクに渡航した被害者3人の行動を厳しく批判した。それは、しばしば彼らの人格の完全否定にも及んでいた。

ある国会議員は次のように述べている。

「国の方針に逆らってイラクに行ったのは、反日的だ。反日的分子のために数十億円の血税を用いることに、強烈な違和感、不快感を持たざるを得ない」

このような意見に呼応するように、一般の人々からも非難の大合唱が起きたが、一方、海外のメディアには、こうした日本の状態が異様な光景に見えたようである。

イラク戦争の最大の当事者である米国のパウエル国務長官（当時）でさえ、この件について次のように述べている。

「イラクの人々のために、危険をおかして現地入りする市民がいることを、日本は誇りに思うべきだ」

当時のイラクは、イラク戦争直後の政情の安定しない時期で、日本を含めた各国の軍隊が駐屯していた（日本においては、自衛隊の派遣に関してかなりの議論が行われた）。そうした中で、イラクの武装勢力が外国人のボランティアやNGO職員などを誘拐して人質にとる事件が頻発していた。

事件を起こしたテロリストたちは、各国政府に軍の撤退を要求し、要求が通らないと人質を殺害することも起きていた（実際、この3人の事件とは別になるが、2004年10月に誘拐された香田証正《こうだしょうせい》さんは、首を切断されて殺害された）。

このような政治的な情勢がある一方で、ファルージャなど一部の戦闘地域を除けば、イラクの治安はおおむね安定しており、人質事件の直前まで、多くのバックパッカーがイラク入りしていたのもまた事実であった。

幸いなことに、この人質事件は、短期間で解決し、人質の3人（ボランティアの女性、フリーの男性カメラマン、未成年の男性）は無事に解放されたが、日本で彼らを待っていたのは、予想もしない強烈なバッシングであった。

これには、帰国直後の彼らの、一見するとふてくされて傲慢とも言える態度が大きく影響したようである（けれども彼らの態度の悪さには、もっともな事情が存在していた）。さらに、救出に尽力した日本政府の関係者にほとんど感謝を示さなかったことから、彼らは、ネット上で、「イラク三馬鹿」とまで蔑称された。

マスコミの評価は分かれたが、一部を除けば批判的なものが多く、危険を伴う渡航を無責任であると糾弾するレベルのものから、事件全体の「狂言説」まで飛び出し、3人は徹底的な攻撃を受けた。さらに彼らは自宅の住所まで特定され、プライバシーがまったく保てない状態に陥った（どのような意図があったか不明だが、3人の住所は、日経新聞がネット上で一時的に公表したのである。信じられないことだ）。人質の一人であったカメラマンの郡山総一郎《こおりやまそういちろう》氏は、事件から半年以上も自分のアパートにもどれなかったという。

ちなみに、2005年には、この事件で人質の一人であった高遠菜穂子《たかとおなほこ》氏をモデルとして、『バッシング』（小林政広監督）という映画が制作されている。また彼らの解放時の様子などは、現在でもネット上の動画で見ることが可能である。

護られるべき人質は、政府の意図によりバッシングされ、マスコミの餌食となった

実はこの原稿を書き始めたところで、新たにＩＳＩＬ（いわゆるイスラム国）による日本人の人質事件が起き、悲劇的な結末を迎えた。

当初、ネット上では、２００４年の事件と同様に自己責任論が持ち出され、２人の人質に以前と同様のバッシングが行われた。「危険を承知で勝手に行ったのだから、たとえ殺されようとも本人たちの責任だ」というものである。ところが、今回のバッシングは、２００４年のときほどは激烈ではなかった。これは、政府の対応が以前とは異なり、世論を意図的に誘導しようとはしなかったからかもしれない。

今回の事件に関しては、ネット上で流行したいわゆる「イスラム国ごっこ」など、さまざまな新たな問題が生じたが、後程、もう一度振り返ってみたい（Ｐ１４９参照）。

さて、２００４年の人質事件の話に戻る。

マスコミから「三馬鹿」とまで批判され嘲笑された３人は、ある意味ジャーナリズムによって著名人となった。それが彼らの本意であったとは思えないが、その後、それぞれ独自の活動を継続して、各自が著作を刊行している。

彼らの本をあらためて読み直してみると、「自己責任」という一見してもっともなロジ

ックで糾弾されてきたこの事件は、一部にウワサされたような自作自演などではあるはずもなく、むしろ**政府関係者が大まかな筋書きを作り、政府寄りのマスコミ関係者がそれに乗っかって演出した「悪意のあるドラマ」であった**ことが透けて見えてくる。

けれども、いったん世の中に流れたシナリオは、事実がどうあろうと、なかなか変えることは難しい。ネット上で彼らは、それぞれ、「12歳でタバコ、15歳で大麻」「反戦自衛官」「共産党一家」などと揶揄《やゆ》されたのであり、人々の記憶に「事実」は残っていない。

当時の日本政府は、イラクという本格的な戦闘地域への自衛隊初の派遣ということに関して、神経質になっていた。この人質事件がきっかけとなって自衛隊の派遣に反対する世論が盛り上がることを恐れ、政府関係者は、人質の3人を「悪者」に仕立て上げるように画策したのであるが、これが見事に成功を収めた。

こういった議論のすり替えは、過去にも類似のケースがある。毎日新聞の西山記者が沖縄の密約問題をスクープしたいわゆる「西山事件」（1972年）については、これは結果的に西山氏を巡る「情事」の問題に卑小化され、本来の密約問題は隠蔽された（この事件は山崎豊子氏によって小説『運命の人』として書かれ、ドラマにもなったので、そちらで知った人も多いかもしれない）。

当時も今も、日本の大衆にとって、政府と米国の密約など実はどうでもよい問題なのである。それよりも、週刊誌的なスキャンダルである新聞記者と女性外務省職員の情事の方が、はるかにアピールするネタであり、政府側はこれをうまく利用したのであった。

人質事件においては、日本政府と多くの国民を敵に回して、彼ら3人はむしろよくがんばったとほめるべきなのかもしれない。けれども彼らが反抗的な態度を示すほど、マスコミや世論の論調が厳しくなったのである。

当時の政府やマスコミが問題とした点の一つに、コスト（救出費用）の問題があった。糾弾者の主張によれば、彼らの救出費などに数億円という多額の税金が投入されたというのである。しかしこれはまったく根拠のない発言であった。事件の解決後、チャーター便の費用などについて3人に請求書が送られたが、そのような巨額ではなく、一人あたり数十万円に過ぎなかったという。

ここでこういう例をあげるのが適当かどうかわからないが、われわれの税金から、「議員」や「役人」たちの外遊や視察に巨額の公費が費やされていることを考えれば、彼らの救出費など問題とならない額である。

どのようないきさつであろうと、海外に在留する国民を保護することは、政府の重要な義務である。そのために、大使館や領事館に常時多くの職員が配置されているわけであり、彼らのコスト（人件費）にこそ、巨額の税金が費やされている。

無関係な人たちが当然のようにバッシングする違和感

ここではさらに、**一般の国民が、彼ら3人を敵視した理由**について考えてみたい。ここに、日本人の習性とでもいうべき特徴的な性質が示されているように思う。

第一に国民は、「普通」の「まっとう」な日本人がしそうもないことを3人が行った、という点を問題にした。さらに彼らが、一見すると、経験も学識も少ない若輩者に見えたことも、非難に拍車をかけた（実際は、今井紀明氏を除く2人は、海外における活動経験は豊富であったが、その事実はすぐには伝わらなかった）。

一般の国民にしてみれば、彼らのような、「ろくな経験もないものたちが、イラクという危険な地域に行くこと自体、無謀で人の道に反する不道徳な行為である」というわけである。

帰国後の3人のふてくされたように見える従順でない態度も、一般の人々の敵愾心《てきがいしん》をあおった。その結果、「こんなヤツらの救出に貴重な税金が使われるなど、とんでもない」、ということになったわけである。

しかし事実は、一般に報道されたものとは、かなりニュアンスが異なっていた。3人のうちの一人である郡山総一郎氏は、経験は浅かったとはいえ、いわゆる戦場カメラマンで、「週刊朝日」の契約社員であった。彼の写真は商業誌などに掲載されたこともあり、また過去にはイラクでの取材経験もあった。

3人の中で唯一の女性であった高遠菜穂子氏は、ボランティア活動家で、過去にも、インドやタイなどの貧困地域において、恵まれない子供たちに対する活動に従事していた。唯一、海外での活動経験のない「素人」が、まだ10代であった今井氏だった。帰国後のいわれないバッシングによって、3人はかなりの期間、精神的に辛い日々を送ることとなった。

もちろん、彼らにまったく瑕疵《かし》がなかったかというと、そうとは言えないし、イラク入りが準備不足であり、無謀で危険な面があったことは確かである。しかし、これはまさに本人やせいぜい家族が問題にすべきことである。

彼らを批判したマスコミにも、一般人にも、何の関係もない。3人は、批判をする人たちに、何の損害も与えていない。**無関係な人たちから、彼らがバッシングを受ける理由は**

ないのである。

政府関係者も同様である。前述のように、海外における邦人の保護は、政府の基本的な業務であり、個人的な批判を行うことは筋違いである。

本質的に、私たちは人の不幸や残酷さを見たいのだ

ここまで、イラク人質事件を題材として、日本人の「不寛容さ」について述べてきた。この事件に関しては、政府やマスコミの誘導もあったものの、ネット住民をはじめとする多くの人々は、その誘導に加担して「正義派」を気取り、人質の3人を徹底的に否定しこきおろした。

このような、ネット住民たちの行動を批判することはたやすい。確かに、ネットメディアに詳しい中川淳一郎《なかがわじゅんいちろう》氏の言うように、『ウェブはバカと暇人のもの』（光文社新書）なのであろう。

彼らの大部分は、実世界で発言する場所を持っていない人たちであろうし、それどころか、だれからも注目されない卑小な存在であることが多い。彼らネット住民たちが、自分の「本心」を言えるのは、匿名のネット社会の中だけである。

ネット住民たちの目的は、インネンをつけることができる「標的」を見つけ出しては嗤《わら》い、さげすみ、とことん引きずりおろして罰を与えることである。イラクの事件で言えば、「危険なイラクに勝手に行ったこと」「救出に多額の税金を必要としたこと」が、3人の「罪」とみなされて、バッシングの根拠となった。

けれども、彼らの本当の目的は、正当な非難ではない。**ネット住民たちは、バッシングすべき対象が見つかれば、相手はだれでもよい。ただ、他人を徹底的に攻撃することが、心地よい**のである。

このように醜悪でグロテスクであるのがネット住民の実像だが、はたして、われわれは、彼らを非難する資格を持っているのだろうか。

なぜなら、報道やニュースというものは、本質的に人の不幸を伝える性質を持つものであり、受け取り手であるぼくたちは、ニュースの内容が不幸で悲惨であればあるほど、それに引き付けられることを否定できないからである。「炎上」の被害者たちが、とことんバッシングされているのを、ネット住民だけでなく、ぼくらも実は楽しみながら見ている。

19世紀のイギリスに、「イラストレイテッド・ポリス・ニュース」という新聞があった。新聞というよりも、瓦版《かわらばん》という方が適当なものかもしれない。この新聞は、いわゆるタブロイド紙であり、1864年に創刊された。

これは、現在のもので言えば、「サン」や「デイリーミラー」などのいわゆる「赤新聞」の原型である（イギリスでは、「ロンドンタイムズ」や「ガーディアン」などの「まっとう」な新聞よりも、このようなスキャンダル記事を前面に押し出したタブロイド紙の売り上げ部数がはるかに多い）。

この新聞が有名となったのは、1888年に起きた、いわゆる「切り裂きジャック」の事件がきっかけである。ジャックの正体はいまだに不明であるが、この紙面において、事件の経過が、想像上の犯人を交えて詳細で扇情的なイラストを添えて掲載された。ロンドンの人たちは競ってこの新聞を手にした。

このように、洋の東西を問わず、人々の残酷で悲惨な事件への嗜好《しこう》は変わらないのであり、バッシングの被害者が吊るし上げられている様を、ほくそえんで眺めているのである。

ネットでの炎上は、かつての公開処刑に似ているところがあるのかもしれない。

バッシングは、人の命を奪うことさえある凶器だ

逆に被害者の立場に立てば、ネット上でターゲットにされる人はたまったものではない。

彼らはまったくの「無罪」であることも多いし、少なくともネット住民には何の迷惑もかけていない。それにもかかわらず行われるバッシングは、**人の命を奪うことさえもある。**

イラク人質事件とほぼ同時期に、京都府において「鳥インフルエンザ事件」が起きている。

２００４年の初頭、九州一円で鳥インフルエンザが猛威をふるい、全国への拡散が懸念されていた。

同年2月中旬、京都府丹波町《たんばちょう》の浅田農産船井農場において、飼育していた鶏が大量死した。しかし農場の経営者はこれを関係の省庁に報告せず、残った鶏を業者に売却しようとした。

同年2月26日、京都府の園部《そのべ》保健所と南丹《なんたん》家畜保健衛生所へ次のような匿名の通報があった。

「浅田農産船井農場で１０００羽の鶏が毎日死んでいる。山口、大分で鳥インフルエンザが発生しているので心配だから電話した」

この通報によって感染の事実が発覚し、京都府に急きょ対策本部が立ち上げられた。それからまもなく、感染を隠蔽し危険な鶏肉や鶏卵を出荷したとして、農場の経営者が激しいバッシングを浴びることとなった。

3月8日、社長の両親で感染の隠蔽を指示したとされる会長夫婦が、姫路市内の農場で首を吊って自殺しているのが見つかった。亡くなった会長の浅田氏は、一代で全国有数の養鶏場チェーンを築いた立志伝中の人物であった。

彼らの自殺は、マスコミに向けた記者会見がきっかけとなったようである。会長があまりに正直に本音を述べたことによって、それがネット上やマスコミによるバッシングに火をつけることとなったのだ。

会見では、通報が遅れたことへの謝罪に加えて、会長は次のように述べている。

「鶏の調子は悪かったが、インフルエンザであってほしくないと思っていた」
「腸炎で大量に死んだこともあるから、それかと思っていた」
「調子の悪い鶏を出荷することも、今まではよくあった」

いずれも正直な発言ではあったが、このような本音の弁明が、逆に「反省がない」「開き直っている」とみなされることとなり、会見の直後より、各方面からの非難はエスカレートし、自ら命を絶つに至った。

けれども、あらためて考えてみると、実は、日本では、鳥インフルエンザに人間は一人も罹患《りかん》していないし、もちろん死亡者もいない（海外では、鳥から人への感染がわずかであるが報告されている）。通報の遅れという問題はあったが、浅田農産も他からの感染によって鳥インフルエンザが発生したことを考えると、**むしろ被害者である。**

２００４年の事件の時点において、鳥インフルエンザの「脅威」に関して正確な判断をすることは困難であったと思われるが、農場の経営者を極悪人のように詰問し自殺に追い込んだマスコミや世論の責任は重大であった。

バッシングが原因で自殺したとき、悪いのはだれか？

こんなケースもある。

２０１３年6月25日、岩手県議会議員の小泉光男《こいずみみつお》氏が同県内一戸町の大志田ダム近くの川岸で倒れて死んでいる状態で発見された。

これに先立つ6月5日、小泉氏は自身のブログにおいて、岩手県立中央病院へのクレーム記事を公開した。その内容は、番号で呼ばれたことに対して、「ここは刑務所か。名前で呼べよ」と立腹し、さらにカウンターに呼び出しを受けたことに対し、「こちらは15000円以上の検査料を支払う上得意のお客さんだぞ」「会計をすっぽかして帰った」と述べたものであった。

以下に問題のブログの文章を引用する。興味深い内容であるので、長文となるが全文を掲載したい。あらためて読み返してみても、批判されても仕方がない内容であり、炎上させるために書いたような文章である。

俺は刑務所に来たんじゃないぞ。中央病院の責任者！

皆さんこんにちわ。今日は盛岡市内28度まで上がる予報ですが、この暖かさでは、30度に手が届くかもしれません。

6月上旬、3日ほど県立中央病院に通い続けていますが、当職と、ひと悶着がありました。

〝241番〟、〝241番の方〟、〝お名前でお呼びします。241番の小泉光男さん。〟

↓ん！僕を呼んでいるの？と気付いた瞬間、頭に血が上りました。ここは刑務所か！。名前で呼べよ。なんだ241番とは！と受付嬢に食って掛かりました。

会計をすっぽかして帰ったものの、まだ腹の虫が収まりません。早速公衆電話に向い、「小泉という者ですが、病院内の職員対応にクレームがあるので、事務長に繋いで下さい。」

こちらはしっかり、小泉だと名前を名乗り（職業までは云わなかった）、電話を入れた目的も話し、話したい相手も指名したのに、3分以上（私の感覚では）待たされ、一男性担当者が恐る恐る電話口に出たのでした。

〝私は事務長へ繋いで下さいと指名しました。なぜあなたが出たのですか。事務長は逃げ回っているのですか。〟と再び電話口で炎上です。

更に病院内対応に話しを戻します。長いうぐいす色のカウンター（二階受付⑩番循環器系統担当のあなた達の事です！）の中に3～4名の職員が居ながら、〝小泉さん。精算―会計の計算―が出来上がりました。どうぞお越しください！〟

「お越しください？」。こちらは15000円以上の検査料を支払う、上得意のお客さんだぞ。そっち側から、〝本日は有難うございました。〟と、カウンターの外に出て、長椅子に座ってる患者の方に来るべきだろうが――。デパートでもどこでも、1万円以上のお買い物客に、〝精算書を取りにこっちへ来い。〟と顎でしゃくって呼び寄せますか？

このブログをご覧の皆さん私が間違っていますか。岩手県立中央病院の対応が間違っていると思いますか！

ちなみに私は、岩手県議会棟に訪ねて来られた方への対応は、次のようにしています。分け隔てなく自室へ通し、出来るだけ丁重にもてなし（担当秘書がいない場合は、当職自身がご希望の飲み物を入れ。）、「さん、または様」付けし、ご用件が終われば、玄関口までお見送りしをし、深々と腰を折ります。

通常お客様対応とは、このようにするじゃないですか。何故、見も知らぬ受付女性に、番号呼ばわりされなければならないのですか。

県立中央病院は、その理由をこう言ってくれました。『個人情報の関係上から云々――。』

個人情報の関係？。馬鹿言っちゃいかんよ。あんたのような個人情報の中身を知らない者が個人情報と振りかざすから、こんな窮屈な世の中になるんだ。何時何処で、私が氏名で呼んでくれるなと頼んだ？

確かに個人名を伏せてほしい患者はいるでしょう。そうした方には、〝匿名希望〟とか、〝番号呼び出し希望〟と、〇印欄を付ける足った数文字を追加すれば済むことでしょう。

以上が大まかな出来後です――。

（原文ママ）


このブログに記載されている県立病院の対応を検討してみると、小泉議員の言い分は旗色がよくない。最近の病院では、受診者の名前を呼び出さないことが、患者のプライバシーを守るという観点から推奨されている。病院職員の立場から言えば、直接名前を呼ぶ方がスムーズであるが、自分の名前を呼んでほしくないという人が多くなっている。さらに小泉氏は支払いのときに、カウンターに呼びつけられたと文句を言っているが、通常の病院では、支払いを会計カウンターで行うことは常識である。

さらに小泉氏が病院に電話をして事務長を呼び出そうとしたエピソードは、「クレーマー」の行動である。小泉氏は事務長が電話に出なかったと不満を述べているが、これは通常の対応に過ぎない。はっきりとは書いていないが、「県議会議員は特別扱いされて当然」という考えが見え隠れしている。

小泉氏のブログにはすぐに批判が集中し、「県議にふさわしくない」「考えがおかしい」と炎上した。このため9日に、小泉氏はブログを閉鎖した。その後マスコミからもバッシングが開始され、ネット上では次のような批判が殺到した。

「何様のつもり？　公僕のくせに」

「市議や町議ならとにかく、こんなのも県議になれるのか」

「これだけ長文書いてるうちに、少しくらい頭冷えないのか」

ブログに対する反応はネット上だけにとどまらなかった。苦情や議員辞職を求めるメールや電話が、小泉氏の個人事務所や岩手県庁などに殺到した。さらにテレビの情報番組も飛びつき、フジテレビの「とくダネ！」やテレビ朝日の「サンデー！スクランブル」が小泉氏の自宅を訪れ突撃取材を行った。

17日、小泉氏は記者会見をし、「公人としての立場を忘れ、著しく思慮に欠けていた」「治療費は払った。病院の慣行や歴史を考えず、不適切だった」「身の至らなさと軽薄さを猛省し、県議会にふさわしい議員となるべく日々努力する」と全面的に謝罪した。その8日後、前述したように、同議員が自殺しているのが発見された。

ホームページによれば、岩手県立中央病院は、北西に岩手大学、盛岡第一高等学校、北側に杜陵高等学校、北東に上田中学校などのある文教地区といわれる一画に位置している。南西に約１・９キロ離れた盛岡駅からは、タクシーで約10分である。また、都市公園の「高松の池」も近くにあり、岩手山や岩山が眺望でき、自然に恵まれた環境に位置している。ここは岩手県の中枢的な医療機関であり、県内の市町村はもとより、県外からも多数の患者が来院している。

小泉氏側に非があったとはいえ、その短絡的な自殺については、ネットやマスコミからのバッシングに原因があったと考えられる。ネット上では、自殺が報道されてからも、小泉議員に対する悪意の投稿は続いていた。小泉氏自身の不見識についても、ネットにおけるバッシングに関しても、後味の悪い事件だった。どちらを向いても「過剰」としか言いようがない。

第二章　スキャンダルをショーとして楽しむ国民とマスコミの卑俗

アーティストが、歌詞までバッシングされるって、どうなんだ?

嫌な感じの話である。まさか、あのサザンの桑田佳祐がバッシングを受けるようなことが起きるのかと、驚いた人も多かったことと思う。2015年1月15日、サザンオールスターズの桑田佳祐は、前年12月に行われた年越しライブに関する謝罪文を発表した。

これは、ライブでの桑田のパフォーマンスが、右翼系団体から大問題とされたためである。桑田が2014年受章した紫綬褒章《しじゅほうしょう》を小道具として使ったり、日の丸に×マークをつけた映像を流したりしたことが、「不敬」な行動とみなされたのである。

11日には、渋谷にあるサザンの所属事務所・アミューズのビルの前で抗議行動が行われた。「猛省せよ」などと書かれた横断幕や国旗を持って集まった右翼系団体らが「桑田佳祐の不敬発言を糾《ただ》すぞ！　アミューズは出てきて釈明しろ！」等、謝罪を求めるシュプレヒコールを上げた。

さらに17日、桑田はパーソナリティを務めるTOKYO FMの「桑田佳祐のやさしい夜遊び」で、年越しライブの演出について謝罪の言葉を繰り返した。以下にその一部を記載する（デイリースポーツオンライン　2015年1月18日）。

天皇陛下のモノマネを披露した件

――昨年秋の（紫綬褒章の）皇居での伝達式の話をみなさんにお話する時に、伝達式の陛下のご様子を皆さんにお伝えしようとしたというところが…私の浅はかなところで。大変失礼にあたり、私自身、大変反省しております。

紫綬褒章をオークションにかけるギャグ

――オークションのパロディーはジョークにしたつもりだったんですけども、軽率。こういう場面で下品なじょうだんを言うべきじゃありませんでした。

「ピースとハイライト」の歌詞について

――……この曲、一昨年の夏に発売して、歌詞は春に作ったのかな。集団的自衛権とかも話題になる前だったと思うんですけども。東アジア全体で起こってる問題として作った歌詞なんでございます。二度と戦争などが起きないように仲良くやっていこうよ、という思いを私は込めたつもりなんですけども。

ずいぶん以前の話になるが、桑田の作った楽曲が性的表現によって放送コードに抵触するという理由から、放送禁止となったことがあった。1981年に発表された、サザンのメンバーである原由子のソロデビューシングル「I Love You はひとりごと」である。

サザンのレパートリーには、この曲のように「猥褻《わいせつ》」ととられる歌詞がひんぱんにみられるが、それらは批判されることはあっても、むしろバンドの人気を高める要因となっていた。ところが今回は様子が違っている。ちょっとしたジョークやパフォーマンスのつもりでした行動が、「悪い相手」に目をつけられてしまった。右翼にしてみれば、「待っていました」ということだったのかもしれない。他人を許せない不寛容な人たちが待ち構えていたのだった。

『ただの歌詩じゃねえか、こんなもん』（新潮文庫）というのは、桑田佳祐の著書のタイトルであるが、サザンオールスターズは思想家でも政治集団でもなく、音楽グループであり、問題となっている「ピースとハイライト」にしても、単なる歌謡曲である。こんな歌の内容にまで文句をつけられたらたまらない。

桑田はこの本で、歌詞の作り方について、次のように語っている。つまり感性によるものなのである。

詞は、意味なんて全然考えてないんですよ。とりあえず唄いやすいものを、と思っている。たとえばボクはギターで曲作りするけど、メロディーが出てくるとまず適切な言葉——英語の単語とかをつけてみる。それとザ・ピーナッツがはやってた頃の古い単語がすごくなつかしくて心に残っているから、その辺も引っぱり出してくるだけなんです。

かつてのプロテストソングは、もっと激烈であった。海の向こうの話になるが、ニール・ヤングは、「オハイオ」で当時のニクソン大統領と軍を非難し、ボブ・ディランは、「ハリケーン」で、冤罪《えんざい》を作り出した警察と裁判所の批判を行った。

この桑田さんの件は後味の悪い、これからも尾を引きそうな事件である。自由に発言をすべき作家などの表現者にも、かなりの足かせとなりそうだ。

政治家たちの不祥事も、国民のためのショーになり下がっている

一見したところ**自信家で傲岸不遜《ごうがんふそん》に見える政治家たちも、マスコミや世の中からのバッシングには必ずしも強くはない**ようである。これは、考えてみれば当然のことかもしれな

い。政治家というものは、有権者の「人気」というあやふやなものを権力の基盤としているので、彼らの足元は簡単にぐらつきやすい。

けれども、それにもかかわらず、政治家たちのわきは甘いし、同じような不祥事が繰り返して起きているのが現実である。中には、民主党衆議院議員であった山本譲司《やまもとじょうじ》氏が秘書給与詐取で逮捕された事件のように、気の毒に思えるケースもあるが、多くの政治家たちが一般国民から非難される行動を平気で繰り返しているのは、ある意味不思議である。

政治家のスキャンダルが報道される際には、いくつかの典型的なパターンがある。あらためてこうした事件の経過を振り返ってみると、必ずしも違法とまではいえないケースも多い。あるいは法的には問題があっても、**「慣習」として長年にわたって行われていたものが、ある日突然、「犯罪」として摘発されるケースも存在**している。

前述した山本氏の秘書給与の流用事件は、その典型的なものである。国会議員が秘書の給与を自らの政治資金などに流用することは、多くの議員が半ば公然と行っていたし、法令違反ではあるが、「犯罪」という認識はほとんどなかったようである。週刊誌の記事では、カツラの代金などに使用したと報道されたが、これはまったくの誤報であった。実際は後に法廷で明らかになったように、山本氏の場合、個人的な流用はまったくなかった。

ところがマスメディアは、山本氏が極悪人であるかのように、そろってバッシングを開始した。次に示すのは、その一部である。

山本譲司がネコババ歳費で買ったカツラ200万円

「……山本先生はあまりにもケチ。挨拶回りをするときも駐車場はお金がかかるからといって、路上駐車を何回もし、警察から事務所に注意の電話が入ったほど」

中でも一千二百万円の文書通信費については「絶対に手をつけるな。基本方針だ！」と厳命、すべて自分の生活費と遊興費に充てたという。

……それだけではない。

海外旅行や昨年結婚した妻の着物代、八十万円の羽布団、新居の内装費、そして二百万円もするカツラを購入していたというのだ。

（週刊文春　２０００年９月14日号）

山本氏は、秘書給与を詐取した詐欺《さぎ》罪及び秘書からの寄付を装う虚偽記載を行ったということで、政治資金規正法違反で東京地検から起訴され、実刑判決が下った。この事件の背景には、山本氏と秘書との感情的な確執が存在し、秘書が山本氏を告発したという経緯があったというが、これ以後、同様の秘書給与の流用問題で、辻元清美《つじもときよみ》氏など何人かの政治家が厳しく糾弾された。

最終的には週刊誌メディアも、矛《ほこ》を収め、山本氏に重大な問題は存在しなかったことを以下のように認めている。しかし、「ピンハネ代議士」というイメージは、もはや消すのが難しいほど浸透してしまったし、マスメディアも、誤った報道内容に関して訂正や謝罪を行うこともなかった。

「……政策秘書の給与はすべて公設秘書が管理しており、山本は一銭たりとも触れていない。五、六人いた秘書給与に振り分けたり、事務所経費に消えていて、山本が私腹を肥やしたわけではないのです。

カツラは都議時代に買ったものだというし、自宅だってごく庶民的なマンションだった。その自宅の改装費や着物代にしても、夫人の実家が出している。政治資金はほとんど個人献金で、企業の有力スポンサーがいたわけでもない」

（週刊新潮　２００１年８月23日号）

こうした問題は、「政治と金」の問題として社会的な注目を集めた。**スキャンダルの主人公が名のよく知れた政治家の場合、マスコミは競って報道し、メディアスクラムの状況を呈することが多い。**

ターゲットとなった政治家は、「悪の権化《ごんげ》」でもあるかのように、プライバシーの隅々までさらされる。それに加えて、ネット住民たちが、大騒ぎを起こすわけである。さまざまな「疑惑」がウワサされた鈴木宗男氏や、自殺した松岡大臣の事件（P54〜詳しく記す）においても、マスメディアはまさに「祭り」の状態であった。

一般の国民は、こうした状況を、**自分とは無関係な対岸のショーとして見物**する。ショーの見世物としては、登場人物がビッグネームである方が楽しめるし、またセンセーショナルな出来事が起きる方が盛り上がる。どうせ、政治の世界など、他人事なのだというわけである。

「騒動が収まるのを待てばいい」という、日本の行政の基本姿勢が問題

振り返って考えてみれば、一連の事件にもかかわらず、秘書給与に関する本来の課題は

ほとんど改善されていない。国会議員の秘書は、議員自身の子弟など議員の親族が務めることがしばしばある。そういったケースにおいては、秘書給与は議員の裁量でいくらでも流用可能であるし、どのように給与を使用したとしても、「犯罪」として告発されることは起こらない。

実は現在でも、勤務実態のはっきりしない秘書は少なくない。小泉元首相においても、実の姉を長年にわたって政策秘書として雇っていたことは広く知られている（この点はマスコミから追及されたが、小泉氏側からのリアクションはなかった）。

この秘書給与の問題に関しては、佐高信《さたかまこと》氏らによって、「特定の議員を、特定の時期に狙い撃ちのようにして逮捕するのではなく、他の国会議員についても厳格な実態調査を行うべきだ」という意見も表明されたが、問題そのものが行政や政治の重要課題として取り上げられることもなく、現在は忘れられようとしている。

このように、マスコミが注目する社会的なスキャンダルが起きたときの流れを考えてみよう。その際には、特定の人物が徹底的に糾弾されスケープゴートとされることがしばしば起こるが、**いったん騒動が静まってしまうと、みなすべてを忘れてしまったかのようになり、背景にある問題はほとんど手つかずとなることが珍しくない。**こんなことがあったなんて、社会も国民もすべて忘れてしまったかのようになる。

このため、行政が重要な課題をしっかり解決していこうという姿勢を見せることはまずない。マスコミや国民が忘れてくれるのをじっと待ち、その間、小手先の収拾策を講じて時間稼ぎをするのである。

本来のジャーナリズムは、騒動が収まってからも冷静に対処し、本質的な問題点を指摘すべきであろうが、旬でなくなったテーマは、すぐに忘れられてしまうのが日本のマスコミ、ひいては国民意識の現状である。

スキャンダルではなく、医療関係のテーマになるが、このような流れで物事を決められていった（あるいは、問題を放置された）ケースをあげてみたい。

１９８０年代後半から１９９０年代にかけてのバブル時代の前後のことである。当時、日本での仕事を求めて、東南アジアなどのアジア諸国から多くの外国人が来日した。彼らの多くはオーバーステイなどの不法滞在者であり、在留許可も得ておらず、健康保険にも加入していなかった。

こうした外国人が病気に罹患《りかん》し、病院を受診するケースが急増し、行政上の大きな問題となった。かつてはこのようなケースは少数であったため、生活保護の扱いで診療を受けることができた。ところが外国人患者が急増した。そこで行政（旧厚生省）の行ったことは、彼らからの生活保護の申請をすべて拒否することであった。ここに、**行政の担当者の、あるいは日本国政府のモラルの低さ**を感じずにはいられない。

もちろん、オーバーステイの外国人に対して、行政は厳しくあたるべきであるという意見を持つ人もいるであろう。けれども一方で、彼らが日本経済を支えていたことも事実であり、当時においては、多くの不法就労は事実上黙認されていた。

行政の立場として、どうすべきであったのだろうか。外国人の労働者の問題をどう扱うのか、時間をかけて議論する一方で、当面の対策とともに、病気に罹患した外国人に対しては十分な治療やケアを保障するべきだったのではないか。しかし実際のところは、彼らを「存在しないもの」として黙殺したのである。

かつて小泉政権はメディアを利用し、恣意的にスキャンダルを起こした!?

話を国会議員の秘書給与の流用事件にもどすが、巧妙な方法によって、このようなスキャンダルを自らの政権の延命に用いたのが、小泉政権であった。この点は、元国税調査官である大村《おおむら》大次郎《おおじろう》氏の著作（『ライブドアショック・謎と陰謀』あっぷる出版社）に詳しく述べられている。

確かに大村氏が指摘するように、小泉政権時代、**内閣の支持率が低下し政局の運営が困難になると、決まってメディアの注目を集めるような政治スキャンダルが勃発した。**

大村氏のあげている小泉政権時代のスキャンダルは、以下のものがある。

＊元郵政局長である高祖憲治《こうそけんじ》参議院議員が選挙違反で辞職（2001年9月）
＊加藤紘一《かとうこういち》衆議院議員の事務所が脱税の疑いで強制調査（2002年1月）
＊辻元清美衆議院議員の秘書給与流用疑惑（2002年3月）
＊田中眞紀子《たなかまきこ》衆議院議員の秘書給与流用疑惑（2002年4月）
＊橋本龍太郎元首相の日歯連からの献金疑惑（2004年7月）

いずれの事件においてもマスコミは大騒ぎをして、**一般国民からのバッシングも激烈で、ターゲットとされた政治家は重大な傷を負うこととなった。**

大村氏は、これらを**官邸が主導した「国策捜査」**であったと断定している。大村氏はライブドア事件も小泉政権によるでっち上げだと断定しているが、この件についてはここでは立ち入らない。

いずれにしろ、大村氏の指摘のように、結果としてこれらのスキャンダルのすべてが、小泉氏や政権側に有利に作用した。自民党内の問題についても、批判にさらされたのは橋本派など他派閥であり、その結果として小泉氏が所属する森派の力が圧倒的に強くなった。

これらのスキャンダルの中で特に注目を集めたのは、国民的な「スター」であった田中氏と辻元氏、2人の女性議員の秘書給与流用疑惑であった。

ここで、田中眞紀子氏の事件について、振り返ってみよう。小泉内閣の発足時、田中氏の人気は小泉氏にまさるとも劣らないものがあり、政権の生みの親といってもいい存在であった。しかし外務大臣に就任した田中氏は外務省幹部とのトラブルを繰り返し、9か月後の2002年1月に大臣を更迭された。

この解任により小泉内閣の支持率は大幅に低下し、同時に田中氏自身も反撃に転じ、さかんに小泉氏への批判を繰り返した。このタイミングで起きたのが、田中氏の秘書給与流用の問題である。

田中氏は、秘書給与を横領したとして元秘書に詐欺罪で告発された。この結果、自民党の党員資格を停止され、議員辞職に追い込まれた。もっとも田中氏に関して、東京地検特捜部の捜査は尻すぼみに終わり、「秘書としての勤務実態はあった」「秘書給与の流用が確認できない」と判断され、最終的に不起訴処分となっている。けれども田中氏自身は以前までの国民的な人気をなくし、小泉政権の批判勢力としての力は失った。

一方、当時は社民党に所属していた辻元清美氏に対する検察の扱いは、田中氏に対するものよりも、さらに厳しいものであった。辻元氏は国会質問などにおける激しい追及により、一般の人気も高かったが、２００２年３月、秘書給与を流用したとして、突然、東京地検特捜部に逮捕された。

辻元氏は実際には政策秘書を雇っておらず、他の国会議員の私設秘書の名義だけを借りるという形をとっていた。これは当時の社民党の土井たか子党首の指示によるものであった。辻元氏はプールした秘書給与を自らの政治資金として流用していたため、これが詐欺罪にあたるとして告発されたのである。

振り返ってみれば、まず第一に、**この程度の微罪を大きな問題にするのは、どこか不合理である印象は否めない。**「国会議員は法を厳密に守る必要がある」などいろいろな意見はあると思うが、東京地検の特捜部が扱うような大事件ではない。それどころか、山本氏のケースのように実刑を科する司法は、非常識のようにも思える。

さらに際立つのが不公平感である。多くの国会議員が、田中氏や辻元氏と同様の流用をしていたことは明らかである（その後、事務所費においても、これと同様の問題が持ち上がった）。**特定の個人のみを問題としたやり方には、どうしても恣意的なものを感じてしまう。**

辻元氏自身は、「公設秘書3人分の給料で4～7人の秘書を雇っていた。一種のワークシェアリングだった」などと釈明していた。結果として辻元氏はこの事件のため、議員辞職を余儀なくされ、政治生命を失いかけた。

この二つの事件を経て、低下していた小泉政権の支持率はかなり盛り返した。また加藤紘一衆議院議員の脱税問題など、自民党の他派閥の議員の不祥事は、結果として、森派と小泉政権のプレゼンスを高めることとなった。

ここで一言述べておきたいのは、この小論は、小泉政権を批判する目的で書いているものではないことである（もちろん、積極的に称えているわけではない）。「小泉劇場」と呼ばれ、国民的な人気が高かった小泉政権であったが、その内実は、これまでに述べたように、自らスケープゴートを生み出し、一般国民の目をくらませることの繰り返しだったのである。

政治評論家の上杉隆氏は小泉政権に対して次のように述べている。

　また権力闘争に勝つための手段として、小泉ほどあらゆるものを利用した政治家は見当たらない。それは、所属する自民党であり、山崎拓などの「同志」であったり、竹中などの側近であったり、あるいは郵政が象徴するように法案そのものである。だがもっとも見事に利用したのは、他でもない、結局五年半経ってもなお利用されたことにすら気づかないわれわれメディアなのである。

（『小泉の勝利　メディアの敗北』　上杉隆　草思社）

　もちろんここで述べた政治スキャンダルが、すべて官邸が作り出したものであるという明確な証拠が存在するわけではない。だが少なくとも、陰で事件を後押ししていったことは明らかなようである。

　このような政治手法を批判することはたやすい。けれども、小泉政権は日本国民の特性にフィットした政治手法を上手に用いたともいえる。また結果的に、こうした方法をとることによって、長期政権を維持できたことに注目しなければならない。

安定した政治をもたらすためには、権力の維持が重要である。そのような意味からは、逆説的になるが、小泉政権は賞賛すべきなのかもしれない。小泉氏とその側近は、権力の維持のために、**日本国民の特性とでもいうべきものをよく理解して行動していた**のである。

スキャンダルとバッシングで命を絶った政治家たち

2014年には、小物も大物も、さまざまな政治家が、不祥事で醜態をさらした。兵庫県から支給された政務活動費を不正に流用した、兵庫県議会の野々村竜太郎議員の号泣会見は記憶に新しい。

こうした人物は政治家としては例外であってほしいが、実際には、そうでもないように思えてしまう。これらは基本的には本人の問題なのであろうが、メディアなどの社会的なチェック機能の杜撰《ずさん》さが目立つ。

また、みんなの党代表であった渡辺喜美《わたなべよしみ》氏は、不明朗な多額の借入金によって党の代表の座を追われ、12月の衆議院選挙で落選して、議員のバッジを失った。キャリアも地位もある渡辺氏が、このような単純なミスを犯してしまうというのは、奇妙なことに思える。

他にも、不正な政治資金の借り入れで辞任した前都知事の猪瀬直樹《いのせなおき》氏や、政治資金の不正使用によって検察の捜査を受けた小渕優子《おぶちゆうこ》議員など、さまざまな事件が思い浮かぶ。

幸か不幸か、こうした事件において当事者や関係者が命を失ったことはなかったようであるが、過去にさかのぼってみると、**スキャンダルとその後のバッシングが原因で命を絶った政治家やその関係者は少なくない**。P30では小泉岩手県議の自殺についても触れたが、政治的理由が直接の原因になっていると思われる例も見ていきたい。

現在でも記憶に新しいのは、自民党の総裁候補であった中川一郎《なかがわいちろう》氏と、現役の農林水産大臣であった松岡利勝《まつおかとしかつ》氏の自殺である。

1983年1月、中川氏は札幌パークホテルで首吊り自殺を遂げた。自殺の原因としては、前年の自民党総裁選敗北のショック説、妻との不仲説、後に衆議院議員となった鈴木宗男秘書との確執説などが唱えられているが、真相は明らかにされていない。ちなみに、中川氏の長男で閣僚経験もある中川昭一《しょういち》氏も、不審死を遂げている。

現役の農林水産大臣であった松岡利勝氏の自殺は、思い返してみても衝撃的な事件であった。引用が長くなるが、新聞記事に基づいて経緯を振り返ってみたい。朝日新聞の2007年5月28日の記事はこの事件を次のように伝えている。

松岡農水相が自殺　議員宿舎で首つる　政治とカネ、疑惑渦中

28日正午ごろ、東京都港区赤坂2丁目の衆議院赤坂議員宿舎1102号室で、松岡利勝・農林水産相（62）が首をつっているのを秘書らが発見、119番通報した。警視庁によると、松岡氏は自殺を図ったとみられる。松岡氏は新宿区の慶応義塾大学病院で治療を受けていたが、午後2時、死亡が確認された。

赤坂署によると、松岡氏はこの日午前10時ごろまで、宿舎の室内で秘書と話をしていた。その後、出かける予定だったが、正午ごろになっても本人が室内から出てこないため、秘書が、警護に当たっていた警察官と一緒に室内に入ったところ、松岡氏が居間のドアの金具に、布製のひもで首をつっていたという。

松岡氏をめぐっては資金管理団体の光熱水費や事務所費の不透明な支出や、入札談合事件で理事らが逮捕された農水省所管の独立行政法人「緑資源機構」に関連する団体からの献金問題など「政治とカネ」をめぐる問題が野党から次々と追及されていた。

松岡氏の資金管理団体をめぐっては、電気代も水道代もかからない議員会館を事務所としているにもかかわらず、政治資金収支報告書には05年までの5年間に光熱水費計約2880万円がかかったと計上していた。松岡氏は国会で「ナントカ還元水とか

いうものを付けている」と答弁したが、その後は「適切に報告している」などと繰り返すだけで具体的な説明は一切避けていた。

また、議員会館は家賃もかからないのに、年間約2500万〜3300万円を事務所費として支出していたと政治資金収支報告書に記載していた。

一方、緑資源機構をめぐっては、共産党が、林道などの事業と関係のある7政治団体を含む計9団体が松岡氏に約1億3000万円の政治献金をしていたと指摘している。

このほか、出資法違反容疑で福岡県警の家宅捜索を受けた会社の関連団体のNPO法人申請をめぐって、松岡氏の秘書が審査状況について照会していたことが発覚。松岡氏の後援者に対し、都内の会社経営者が「松岡氏への資金協力」として渡した100万円が使途不明になっていることが判明するなど、「政治とカネ」をめぐる問題を指摘されることが絶えなかった。

松岡氏は、いわゆる叩き上げの政治家である。二世議員、三世議員などが多い最近の政界においては、むしろ珍しい存在である。

熊本県出身である松岡氏は、鳥取大学農学部を卒業後、1969年に農林省に入省した。その後、営林署長、林野庁広報官などを務め、1988年に農林水産省を退職、1990年2月の総選挙で衆議院議員に初当選した。以後6回連続して当選し、一貫して農林水産畑を歩んできた。

松岡氏は、2006年9月の安倍政権発足時に初入閣し、農水相に就任している。松岡氏は自ら、「農林水産業に関しては名実ともにエキスパート」を自負していたが、この人事は農水族の中心的な存在として手腕が買われた結果であった。

けれども就任後まもなくして、松岡氏に関する数々の「疑惑」が浮上した。その中でもマスコミの話題をさらったのが、いわゆる事務所費問題である。

松岡氏の資金管理団体が、家賃や水道代、電気代のかからない議員会館に事務所を置きながら、多額の事務所費、光熱水費を計上していた。この問題に関して松岡氏は、2007年3月、国会で野党からの集中砲火を浴び、「〝ナントカ還元水〟や、暖房とか別途そういうものが含まれる」という苦しい答弁を行ったが、これが批判に拍車をかけた。

その後、同年5月に松岡氏が自殺して果てるまで、マスコミと野党を巻き込んだバッシングは、激烈なものがあった。松岡氏のイメージとしては、保守系の政治家によくみられる「利権屋」という印象が強い。写真を見るかぎり、「コワモテ」でもある。

松岡氏の「疑惑」について長年取材をしてきた元新聞記者の長谷川煕氏は、著書の中で、松岡氏の地元における建設談合の実態を明らかにしている。次に示すのは、熊本市の建設業者の証言である。

……金額が張る工事の受注を大手業者が頼む場合は本人（松岡利勝議員）が会う。そうして「若干の経費出せますか。それを先にくれたら考えましょう」と自らいう。露払い資金というか、要するに、ここの玄関に入ってくるなら玄関代を出せということです。だいたい二〇〇〜三〇〇万円くらいを最初に本人に渡さなければならない。

（『松岡利勝と「美しい日本」』　長谷川煕　朝日新聞社）

けれども、松岡氏の名前を全国区にしたのは、建設談合でも緑資源機構事件でも、あるいはハンナングループとの癒着の問題でもなく、「ナントカ還元水」であった。この問題は、マスコミにも一般国民にも強くアピールした。

朝日新聞などの新聞記者たちは、議員会館の松岡事務所を取材したが、ナントカ還元水の浄水器は確認できなかったと報道した。その後、松岡氏は「1本5000円の水を購入している」と主張したが、発売元は松岡氏側への販売を否定している。このため松岡氏へのバッシングはさらに強くなったが、大臣の辞任ドミノを恐れる政府は、松岡氏をかばうことに終始していた。

松岡農水相を巡っては、1990年の初当選以来、「政治とカネ」についての疑惑が何度も指摘されてきた。特に大きな問題と考えられていたのは、官製談合で東京地検特捜部に摘発された緑資源機構の事件で、松岡氏がこの関連団体から、多額の政治献金を受けていたことが判明し、東京地検の捜査が迫っているとウワサされていたが、自殺はまさにこの時期に起きた。

松岡氏に関するバッシングが激烈であった一方で、一部に彼を評価する発言もみられている。次はある農水省幹部の発言である。

「本来は役人が出すような発想を松岡さんは独自に出してきた。バイオ燃料増産にも熱心に取り組んだ。並の役人が敵わぬほど農政に詳しく、答弁や会見も自力でこなす。コメ問題など利害の対立するテーマで落とし所を探り、決着させる腕力はすごい。国際舞台での交渉力や情熱も強かった」

（GENDAI　2007年8月号
『政治とカネ』を闇に葬るのは誰だ　『自殺』松岡利勝を追いつめた修羅場」　青木理）

けれども、多くのメディアは、松岡氏を金と権力の亡者である「極悪人」のように描写していた。例をあげてみる。

選挙の際には他の選挙応援スタッフがいることもお構いなしで、「（あの業者は）いくら持ってきた？」と尋ね、気に入らないと「指名から外せ」と怒鳴り散らす。

ある地方県議は、松岡のコワモテぶりをこう話す。「当選の挨拶に伺い、深々とお辞儀をして名刺を差し出すと、片手で奪い取り、いきなり『おいお前、分かってるんだろうな。これから県政で生きていくなら誰の下についていればいいかよく考えておけよ』と凄む。あの時の強烈なイメージは今も脳裏に焼きついて離れません」

（週刊文春　2007年8月16―23日号）

「業者でも役人でも自分の味方でない者は徹底的に恫喝する。業者に『潰すぞ』とか『潰すのはわけないこと』などと平気で言います。実際、味方にならなかった地元企業のガセの経営不振情報を取引銀行に流したこともあった」

（週刊文春　２００７年1月18日号）

あらためて当事の記録を読み直してみると、コワモテで恫喝屋であったかもしれないが、松岡氏は、どこにでもいる普通の国会議員であった。苦学して、地方大学から中央官庁に入庁し、さらに無理を重ねて国会議員にのし上がったにもかかわらず、このようなバッシングをきっかけに自ら命を絶ったことは、哀れに思えてならない。

第三章

はたして、マスコミと一般大衆はすべてを裁ける「神」なのか？

マスコミの人気者がスキャンダルで凋落するのは、一般人の楽しみ!?
息子の不祥事で転落した〝テレビの王様〟

長期にわたって日本のテレビの世界に君臨した「王様」が、世の中の人気者であったはずであるにもかかわらず、身内が起こした問題をきっかけとしてメディアと世間から激しいバッシングを受けて、またたく間にその力を失い失墜した。

警視庁は2013年9月11日、不正に入手した他人のキャッシュカードを使い、コンビニの現金自動預払機（ATM）で現金を引き出そうとしたとして、窃盗未遂の疑いで、みのもんたの次男を逮捕した。さらに10月1日に別の窃盗容疑で再逮捕したが、東京地検はその2日後の10月3日に処分保留で釈放している。この事件のために、次男は勤務先の日本テレビを解雇された。

次男の逮捕を受けて、みのもんたは9月16日からTBSテレビの「みのもんたの朝ズバッ！」への出演を自粛していた。さらに10月25日には、TBSテレビはみのもんたがこの番組を降板すると発表した。

10月26日、みのもんたは、東京都内で記者会見し、次男が窃盗容疑などで逮捕されたことについて、「道義的な親の責任を感じた。どう責任をとるべきかを考え、自分に一番辛い道を選んだ」と降板の理由を述べた。みのは、「子育てを間違え、（次男を）不完全な形で世の中に送り出してしまったのではないか」と声を詰まらせ「申し訳ない」と謝罪したのであった。

これが事件の時間的な経緯であるが、みのもんたの報道番組への出演自粛によっても、事態はまったく鎮静しなかった。むしろ、この記者会見以降、みのもんたに対する激烈なバッシングが本格的となった。

事件の事実関係について、後にみのもんたは著書『敗者の報道』（TAC出版）の中で、次男がコンビニで他人のキャッシュカードを使おうとしたのは事実であるが、これは自分のカードと勘違いしたからであり、窃盗というのは誤認であると次のように述べている。この「窃盗」事件が起きたのは、逮捕のひと月あまり前のことであった。

8月13日の午前1時頃、新橋の行きつけの店で飲んだあと、酔い覚ましに自販機で水を買おうとしたら財布がないことに気づいた。焦ってあたりを探すとコンビニ前の道路にカードが3枚散らばっていた。そのうちの1枚が自分のメインバンクのキャッシュカードだった。咄嗟《とっさ》に「やられた！　自分の口座の金を引き出された！」そう思いこんでしまった次男はカードを拾い、まっさきにコンビニ店内のATMで残高照会をしようとした。ところが何度ボタンを押しても暗証番号が合わない。と、そこでようやくカードが自分のものではないことに気づき、店の外に出てぽいと投げ捨ててしまった。どうしてそうしたのかはよく覚えてない。そして誰かに呼び止められて振りむくと、警察官が立っていた。

仮に、みのもんたの言う通りであれば、次男の行為に犯罪性はない。一方で警察の指摘のように、次男が窃盗の意思を持っていたとしても、現実にはキャッシュカードの操作のみで盗難の被害は生じていないため、ごく微罪に過ぎないし、犯行を繰り返しているわけでもないため、通常は逮捕するような案件ではない。

そう考えると、みのもんたの言い分には、すべてを肯定できないまでも、もっともな点も多い。むしろ、このような微罪にもかかわらず、逮捕勾留した警察の捜査方法が横暴であったようにも思える。しかし、**マスコミや一般の人々は、事件そのものの事実関係を確認することもなく、みのもんたのバッシングに突き進んだ。**

バッシングの「過熱しすぎ」に感じる不自然さ

特に週刊誌における追及には、すさまじいものがあった。まず慶應出身の次男の学生時代における過去の行状が書きたてられた（これは慶應の関係者には、ウワサとして広がっていた内容であった）。さらに次男の行いは、子育てが原因であるとみのもんたが非難された。

次に、みのもんた自身も多くの問題のある人物であると批判された。視聴率のとれるキャスターで、主婦層に人気の司会者であったみのもんたは、数日にして、悪辣《あくらつ》な犯罪者同然の扱いを受けることとなったのだった。

みのもんた本人に対する取材は、過熱した。記者たちは、鎌倉市のみのの自宅に大挙しておしかけたり、ヘリコプターで自宅上空から空撮したりもし、またラジオ局に出向いたみのを追って、罵声をあげながら強引に局内に入り込もうとするということも起きた。

「週刊文春」などの週刊誌は、これでもかというほど、センセーショナルな記事を書きつらねた。いくつか当時の記事のタイトルを示してみる。

「日テレ次男逮捕　みのもんた『成金コネ一家』の崩壊」（週刊文春　２０１３年９月26日号）
「引退勧告スクープ　みのもんた　黒すぎる過去」（週刊文春　２０１３年10月３日号）
「みのもんた、お前はすでに死んでいる」（週刊現代　２０１３年11月16日号）
「自称報道人「みのもんた」は成仏したか？」（週刊新潮　２０１３年11月７日号）

次男については、同級生が次のように証言している。

「慶応の中等部時代、ポケベル全盛の時に真っ先に高価な携帯電話を買い与えられていました。その頃からタバコも吸っていたし、塾高時代は金髪ドレッド。万引き事件で停学になった後も、素行は変わらなかった」（週刊文春　２０１３年11月７日号）

また「週刊新潮」は次男について、次のように切り捨てている。

幼少時からみのもんたに溺愛され、つける薬のない馬鹿に育った次男坊。「因果応報」を地でいく彼らを、お天道様は許してくれそうにない。

（週刊新潮　2013年10月17日号）

みのの仕事ぶりについては、俵孝太郎《たわらこうたろう》が次のように徹底的に批判した。

「みのがジャーナリスト？　ひと言で言えば、ナンセンスです」「ジャーナリストの初歩で泣きが入って、条件反射と誇大表現だけで仕事をしてきた。取材もしないし、自分の言葉で原稿も書けない。いわばニュース芸人で、漫才師の変形です」

（週刊新潮　2013年11月7日号）

メディアが暴走した理由

みのもんたが一躍スターダムにのし上がったのは、1980年代末に始まった日本テレビの「午後は○○おもいッきりテレビ」のキャスターを務めたことがきっかけだった。この番組は昼の時間帯としては驚異的な視聴率をあげ、日本テレビの躍進にも大きな貢献を果たした。「家事の合間にテレビをよく見る主婦」を対象として、みのは天才的な仕切りを発揮した。実演販売のような軽快さで生活情報を述べ、スタジオの観覧席にいる中高年女性を絶妙にいじった（週刊現代　2003年11月2日号）。

けれども、この手法を朝の情報番組に持ち込もうとしたことがみのの凋落《ちょうらく》の始まりだったようである。みのは中年の主婦に対するのと同じ感覚でニュース番組をこなそうとしたため、その鋭い舌鋒は時には喝采《かっさい》を呼ぶこともあったものの、多くの失言を繰り返し、次第に批判されることが多くなった。そういう状況が、今回の騒動の背景として存在していたのであったが、みの本人にはあまり自覚がなかったようである。

一方、**この事件に関する週刊誌などの記事を振り返ってみると、よくもここまでと思えるほど、手厳しい人格否定、人格批判が満載されている。**これはもう、十分に名誉毀損《きそん》といっていいレベルであろう。相手が芸能人であったとしてもやりすぎであったのは明らかだが、**メディアはどうして暴走したのだろうか。**

みのに対しては、何を言っても許される、そういったムードがメディアにはあったとしか思えない。メディアは一般国民がみのをあまり支持していないと判断してバッシングを開始したのかもしれない。

みのもんたについては、さまざまな「伝説」が語られている。その多くがカネにまつわる話であり、銀座で豪遊し一晩で数百万円も使ったというエピソードなどが一人歩きしていることに加えて、社長を務める株式会社ニッコクに関する談合事件などの黒い「ウワサ」もささやかれている。

みのにしてみれば、自分は不正なことはしていないし、法的な問題も起こしていないということになるのであろうが、**世の中の嫉妬と羨望は、知らないうちに積み上がっていた**のだった。

今回のみのの事件について、われわれ一般の視聴者の多くは、残酷な見世物として、小気味いい思いで見ていたように思える。**権力者が王座から引きずりおろされる様は、それが正当な理由によるものでなくても、楽しめるショーなのである。**みのもんたと次男をバッシングしたマスコミは、こうした「気分」をうまくくみ取っていた。

余談になるが、この騒動に関して、菅直人《かんなおと》元首相は、自らのブログの中で、「みのもんた氏は汚染水問題など原発問題で東電と安倍総理を厳しく批判していた。この発言に対して原子力ムラがみのもんた氏の失脚の陰謀を仕掛けた」のではないか、という陰謀説を展開しているが、これは的外れであろう。

今回の騒動について、哲学者の梅原猛《うめはらたけし》氏は、東京新聞において次のようにコメントしている（東京新聞　２０１３年10月28日夕刊）。示唆に富んだ内容なので、少し長くなるが引用したい。

今から四十二年前の一九七一年、私は『水木しげる怪奇短編集』の解説を書いた。この短編集に私は水木氏の現代文明に対する鋭い批判の目を感じたのであるが、なかでもいちばん感心した作品は『怪物マチコミ』という漫画であると語った。

マチコミというのはマスコミのもじりであろう。怪物マチコミは大きな眼《め》をもって才能のある人間を探し、多くの手で貪欲に原稿を取りにくる。そして口からは千両箱を吐き出す。このマチコミに狙われた人間は昼も夜も原稿書きに悩まされる。このようなマチコミにこき使われた主人公は、脳の中のアイデアを生産する機械まで壊され、脳みそが軽くなる病気になってしまう。

私がこの旧稿を思い起こしたのは、最近盛んに報道されるみのもんた氏にまつわる問題に関心をもったからである。……やはり水木氏のいうように、大きな眼をもつマチコミがみのもんたという稀有《けう》な才能の持ち主を見出し、口から吐き出す千両箱と多くの手でもって彼を使いまくったにちがいない。

……そしてそのような生活を長年続けたために、みの氏は『怪物マチコミ』の主人公のように脳の中のアイデアを生産する機械を壊され、脳みそが軽くなったのかもしれない。マスコミの寵児ともてはやされる人間はそのような自己を顧みることなく、自分が特別な人間であるかのように思い込むのであろう。

攻撃する人に共通する傾向
――他人を糾弾するとき、自分は完全無欠な「神」だと錯覚

攻撃する人たちのロジックは、たいていがダブルスタンダードである。マスコミのライターたちも、バッシングを繰り返す無名の人たちも、タレントや芸能人、あるいはSNSを用いる一般の人たちに、それが無理なこととわかっていながら、お行儀のよい優等生であることを求める。

ところがタレントたちが本音を語り出し、行儀が悪く不道徳な発言をすると、たちまちみなから餌食にされてボロボロにされてしまう。

けれども**攻撃する側の「品格」や「人格」は、どうなのであろう？　自分たちはそれほど真っ白で品行方正なのだろうか。**世の中の常識にはずれることはせず、上から目線の物言いもしなければ、不機嫌になって周囲のものにあたることもないといえるのだろうか。

けれどもバッシングする側にとっては、そのようなことはどうでもいいのだ。**他人を糾**

弾するとき、彼らは「神」となるからであり、「神」である彼らは完全無欠で、何をしても許されるからなのである。

沢尻エリカ「別に」騒動から見える、マスコミの不寛容さ

思い返してみると、女優の沢尻エリカに対するバッシングも激烈なものがあった。沢尻は資産家の父親とアルジェリア系フランス人の母親との間に生まれたハーフである。比較的裕福な家庭に育ったものの、中学生時代に父親を病気で亡くしてからは、生活の苦労も多かったらしい。

小学生時代にモデルとしてデビューした沢尻は、2005年の映画『パッチギ!』(井筒和幸監督)の演技で高く評価され、数多くの映画賞・新人賞を受賞した。さらに2006年、TBS系で放送の主演ドラマ『タイヨウのうた』で演じた〝Kaoru Amane〟名義で歌手デビューし、オリコンシングルチャートで2週にわたって第1位を獲得した。この頃が彼女の絶頂期であった。

ところが、2007年9月29日、自らが主演する映画『クローズド・ノート』(行定勲監督)の舞台挨拶で不機嫌そうな振る舞いを行うと、たちまち世間やマスコミなどによりバ

ッシングを浴びせられ、彼女の運命の歯車が狂うこととなった。

この日沢尻は、ヒョウ柄のドレスと金髪のカツラ姿で舞台上に登場した。「一番思い入れのあるシーンは？」と女性アナウンサーから尋ねられると、彼女は腕組みしたまま「特にないです」と不機嫌に答えた。

さらにアナウンサーが撮影現場に沢尻が持ってきたクッキーについて、「どんな思いでクッキーを焼いたのですか？」と聞いたところ、彼女は司会者を睨み付けて、「別に」とつぶやいた。現場は凍りついたような雰囲気になった。

この沢尻の無礼な態度は、激しいバッシングを引き起こした。芸能界からも、和田アキ子が「なにが女王様なの？」と批判し、この章に登場したみのもんたも、「礼儀がわかってない」と激怒した（週刊文春　２００７年10月11日号）。

この「別に」というフレーズは、一種の流行語にもなっている。

10月2日、この件に関して公式ホームページに本人名義で謝罪コメントが掲載された。その後テレビ番組出演時のインタビューでも沢尻は涙ぐみながら謝罪をした。だが、数年後のCNNのインタビューでは、「あれは間違いでした。前の事務所が謝罪しなくてはいけないと言ったけれど、ずっと断っていたんです。絶対したくなかった。これが私のやり方なんだから、と。結局私が折れて。でも間違ってた」と述べている。

前述の「週刊文春」には、沢尻を批判するドラマ関係者のコメントが掲載されている。

「二十歳そこそこで演技派女優とチヤホヤされたせいで、すべて自分の思いどおりになると勘違いしている。……新聞の取材で面倒くさがって『それは別の雑誌に書いてあるから、適当に写しといて』って言ったのには呆れました」

事件から2年後、２００９年9月30日に所属していたスターダストプロモーションとの専属契約が解消された。事実上の解雇であった。その後の数年間、沢尻は芸能界を干された状態で自らも仕事を放棄していたが、２０１２年に主演映画『ヘルタースケルター』（蜷川実花監督）でようやく女優復帰した。

けれども問題の舞台挨拶からかなりの時間が経過しても、彼女に対する逆風は収まらなかった。次に示すのは、日刊サイゾーに掲載された記事の一部である（日刊サイゾー　２００９年1月13日号）。執筆者であるベテランの芸能評論家は、沢尻の事件についてこれまでの経過を述べた後、次のように結論している。

……もはや、表舞台での問題発言だけではなく、社会人としての常識を持ち合わせていないという化けの皮が剝がれてしまった沢尻、事務所の忸怩《じくじ》たる思いを知るがゆえ、筆者としては芸能界から消えてもらいたいという思いが強い。

あるいは、このような「正論」を聞いて納得してしまう人もいるかもしれないが、少し考えてみれば疑問が湧いてくる。もし本気でこういう発言をしているのであれば筆者の感覚が疑わしいし、そうでなければ正義派を気取った偽善的な言葉である。

芸能人のトラブルを、マスコミとお茶の間は常に待ち望んでいる

そもそも、**芸能人は清廉潔白な聖人やよき家庭人であるべきなのか――**。実際はそんなことはないだろうし、そのようなタレントばかりになってしまったとしたら、テレビ番組は退屈なだけだ。そういう人たちはすぐに芸能界から消えてしまうと言ってもいいのではないか。極論を言えば、アンバランスな能力があるからこそ芸能人なのであり、逆にそうした能力を持つ人は一般社会への適応が難しいものである。

当たり前の社会生活に適応できないため、あるいはそこからはみ出してしまうために、芸能界を仕事に選んだというタレントは少なくない。**われわれは、芸能人や「スター」が破天荒なことをしてくれることを期待しているし、彼らの予期せぬ言動を楽しんでもいる。**

そして、マスコミにとっては、こうした芸能人ネタが商売のタネなのだ。タレントがとんでもないことをやらかしてくれればくれるほど、マスコミにはいいネタになる。センセーショナルな出来事こそ、世の中の注目を集めるからである。

沢尻エリカを批判したマスコミ関係者には、このようなことは言うまでもなくよくわかっていたはずである。従って、週刊誌やネットで非難の大合唱となったのは、やらせとまでは言わないが、単なる茶番である。そして、それを本気にしてしまうわれわれ一般大衆は、**マスコミの手の上で踊らされている**のである。

だから、こういった類の記事やニュースを、真剣に受け取る必要はないし、斜め読みしてすぐに忘れてしまえばよい。真面目にタレントの態度や発言を批判すること自体、バカバカしいことなのである。

バッシングのターゲットがタレントであるならば、マスコミとの馴れ合い芝居という側面もあり、とやかく言っても仕方がない。そもそも芸能人やタレントは、メディアの受け手である一般の人たちとは、生き方も考え方も異なっている。彼らは、自分の人生そのものを「商品」にしているからだ。けれども、バッシングは、今や一般の人にも向かっているのである。

ラジオでの失言で、活動自粛、自宅謹慎。——これは妥当な罰？

芸能人の失言に対するバッシングということで思い出すのは、歌手の倖田來未《こうだくみ》のケースである。彼女の場合は、ラジオ番組での発言が激しいバッシングの引き金となった。

２００８年1月30日、人気の絶頂にあった倖田が、ニッポン放送の特別番組「倖田來未のオールナイトニッポン」において、「35歳をまわるとお母さんの羊水が腐ってくる」と発言したことが問題とされた。

当時25歳であった倖田は、「エロかっこいい」のキャッチフレーズで大ブレークし、２００５年には「Butterfly」で日本レコード大賞を受賞、音楽界の新しいスターとして活躍していた。

倖田は問題となったラジオ番組の中で、いつもと変わらぬ明るい調子で、次のように述べた。

「マネージャーが結婚しましてね、で、まあ、いつ子供つくんの？　みたいな話とかしてね、やっぱ三十五（歳）くらい回ると、あのー、お母さんの羊水が腐ってくるんですね（笑）。いや、ホント。たとえば汚れてくるんですよね。だから、できれば三十五までに子供を作ってほしいなあって、話をね、してたんですけど」

「週刊文春」（２００８年２月21日号）によると、この発言がネットで取り上げられると、たちまち「高齢出産や不妊治療をバカにしているのか」とバッシングが開始され、さらに倖田が所属するエイベックスのコールセンターには抗議の電話が殺到したという。このため、倖田はホームページ上で次に示すような謝罪文を出した。

先日のニッポン放送「倖田來未のオールナイトニッポン」番組内で、私が発言した内容により、皆様に不快な思いをさせてしまったことを心より深くお詫び申し上げます。

また、応援してくださるファンの皆様にも裏切る結果を招いたこと、関係者の皆様にも大変なご迷惑をお掛けしましたこと、すべての皆様にお詫びするとともに、私自身心より深く反省しております。この度は本当に申し訳ございませんでした。

けれども、騒ぎは広がるばかりで収まらなかった。ほぼ同じくして、プロモーション活動を全面自粛し自宅謹慎することを発表、さらに出演中の倖田のCMはすべて放送取りやめとなり、ついには芸能活動の休止にまで追い込まれてしまった。

2月7日、倖田は、フジテレビの報道番組において、「結婚したばかりの女性マネージャーに、早く子供を産んでほしいという気持ちからの発言であったが、知識のない中、軽はずみな言動で多くの人に誤った知識を伝え、その心を傷つけた」と涙ながらに謝罪したが、それでもバッシングは止まなかった。この会見さえ、「謝罪の名を借りた宣伝」と批判されたのである。

この「羊水発言」は、全国紙にも取り上げられた。朝日新聞は、2008年2月3日に、「『35歳超は羊水腐る』』、歌手・倖田來未さん謝罪」というタイトルで、300文字あまりの記事を掲載した。さらに2月17日には、37歳の主婦の「声」として、次のような批判的な内容を掲載している。

「35歳を回るとお母さんの羊水が腐ってくる」。歌手の倖田來未さんがラジオ番組で発言した無神経な言葉にはあきれた。彼女の出るCM放送は中止され、最新アルバムの宣伝活動も自粛。ニュース番組で謝罪した。波紋の大きさに、妊娠、出産がいかにデリケートな問題であるかを本人も分かっただろう。(以下略)

あらためて考えてみれば、「羊水が腐る」ということは、医学的には事実ではないし、この発言によって高齢出産を目指している女性の中には傷ついた人も少なからずいたのは確かである。この点で、倖田に非はあるだろう。

けれども、これは医者の発言でも、政治家の言葉でもない。20代の歌手の不用意な一言に過ぎない。それに対してここまで非難の大合唱をするというのは、マスコミの反応も含めて過剰だったように思える。

本来、この程度の「失言」については、周囲の「大人」がたしなめればすむことではないだろうか。けれども、高齢出産に関しては、年齢とともに妊娠や出産が困難になることも、出産におけるリスクが大きくなることも事実ではある。もちろん、「腐る」という言葉は不適切ではあるが。

20代の4割弱が、「〝悪意ある投稿〟をしたことがある」

２０１５年2月18日の新聞各紙は、情報処理推進機構（ＩＰＡ）による「２０１４年度情報セキュリティに対する意識調査」の報告書に関する記事を掲載した。この調査は、13歳以上のパソコンとスマートデバイスのインターネット利用者を対象とし、パソコン利用者５０００名、スマートデバイス利用者３５００名から回答を得た結果を集計したものである。

インターネットの倫理に対する意識調査では、インターネット上に投稿をした経験がある利用者において、「悪意ある投稿」（「他人や企業の悪口」「下品な言葉」「不確かな噂」「さげすんだり、けなしたり」「人格否定」など）をしたことがあるかを聞いたところ、パソコン利用者で22・２％、スマートデバイス利用者で26・９％が「ある」と回答した。この「悪意ある投稿」は、年代別では、20代が36・８％でもっとも多く、次は10代が30％で、30代以降は年齢が上がるにつれて減少した。

スマートデバイス利用者にこのような投稿の理由を聞いたところ、前年の調査から増加していたのは、「相手に仕返しをするために（7・8↓13・２％）」「人の意見に反論したかったから（27・９↓32・３％）」「炎上させたくて（２・8↓６・８％）」などとなっている。投稿後の感情については、「気が済んだ、すっとした」31・9%が最多で、「何も感じない」27・6%がそれに続いている。**後悔や反省などの意見は少なかった。**

この調査の結果は予想通りのもので、特に驚くべき内容ではない。**「ネットユーザーの一部は倫理も品格も欠けているということが浮きぼりにされた」とみるのが一般的な見解**であろうし、それは一定の事実を反映している。

インターネットの「炎上」は必然か

しかし、これとはまったく別の視点も存在している。エンジェル投資家、経営コンサルタントである瀧本哲史《たきもとてつふみ》氏は、「新潮45」（2015年3月号）において、ネットでの炎上が多発するのは、ドライなコマーシャルベースの問題であると指摘した。**インターネットの世界において「炎上」がひんぱんに起こるのは、構造的に必然だ**というのである。

瀧本氏による説明はこうである。インターネットにおけるビジネスモデルの一つとして、PV（ページビュー）に比例する広告収入がある。この場合、ネットの発信者は閲覧数を増やすために、極端で低劣な情報を発信する傾向が強く、それが炎上につながりやすい。

また有料課金モデルにおいても、コンテンツを売るために、過激な内容の記事をアップし、そのような記事を好む「極端」な読者を求めることが横行しているため、こういったサイトにおいては炎上しやすい「ネタ」を常に探しているのだという。この結果、芸能人やタレントなどの失言や不品行な振る舞いはすぐにネット上に取り上げられ、瞬時に広く拡散するというわけである。２０１５年2月20日前後においても、歌手のスキマスイッチがコンサート会場での失言をきっかけとして、ネット上で激しい非難にさらされたが、それについては次章で追及する。

ネットにおけるバッシングや炎上には多くの要因が関連しており、個々のケースによって、事情はさまざまである。いずれの場合にも、ネット住民のルサンチマンすなわち嫉妬心がベースにあることは共通しているが、それにとどまらず、**マスコミや時にはネット管理者によって、「騒動」が起きるように誘導されているケース**もみられる。また事件に対する扱いには、**日本人独自の特性や感性が関連していることも多い。**

次章からは、バッシングや炎上が起こるメカニズムについて、さらに検討していきたい。

第四章 だれでも、突然「クレーマー」になる可能性を持つ

アーティストのふとした失言が、全国ニュースになるという異常さ

ネット時代の情報拡散は、以前とは比べものにならないほど「高速」になった。政治家や芸能人の、講演会であるいはコンサート会場での失言が、ツイッターやラインによってリアルタイムにばらまかれることも起きている。現場の画像が、ネット上にアップされることもある。

2015年2月に秋田県で、2人組の音楽グループ「スキマスイッチ」の起こしたトラブルは、記憶に新しい。これは、2月14日に秋田県民会館で行われた彼らの公演においてのことである。観客とのやり取りの中で、スキマスイッチの2人は、前夜に秋田市の繁華街にある老舗料理店で夕食を取った際の感想として、「すき焼きの野菜が残っていたのに下げられた」「ハタハタをもっと食べたかったのに1匹しかなかった」といったトークをした。

この内容が、ネットを通じて瞬時のうちに広まった。スキマスイッチの発言に対して、名指しされた店の関係者がツイッター上で実際の状況を述べ、「遅れてきたのに、注文通りにメニューを出した。こういう発言は、営業妨害だ」と反論したことに続き、店側に賛

同して「店に謝れ」などの意見がスキマスイッチの事務所やホームページなどに多数寄せられた。その後、逆に、2人のファンからは料理店に対する非難が寄せられ、ネット上での騒動に進展した。

スキマスイッチは、1999年にグループを結成。2001年から、新宿や渋谷を拠点に本格的なライヴ活動を開始した。2003年7月、1stシングル「view」でメジャーデビューし、2004年3月には、2ndシングル「奏（かなで）」が発売されファン層が広がって、ラジオ局や有線のチャートにランクインする。さらに2005年4月にリリースした5thシングル「全力少年」はオリコン・シングルチャート初登場3位を記録し、彼らの最大のヒット曲となった。

この「事件」は、食事会を企画したイベンターの「仕切り」に問題があったらしい。後から判明した情報によれば、この会食のコースにはハタハタが2匹ついていたのを、幹事が値切ったために1匹になったという。また予定の開始時間より一同がかなり遅れて到着したために、料理の上げ下げを、通常より早めにしたようである。

ちなみに、舞台となった料理店をインターネットの「食べログ」で検索してみると、その口コミによれば、評判の良い店のようである。この一件があってからも新たな投稿があったが、これは店のシンパからのものらしい。次にその投稿の一部を示すが、スキマスイッチを皮肉っている内容となっている。

> 料亭などと言われるものの敷居は高くなく、昭和らしさのある明るく清潔感を持った居酒屋の雰囲気。カウンター席とテーブル席のある、個人料理店といった規模です。……秋田名物のたくあん「いぶりがっこ」や冷麺式の「稲庭うどん」もあります。きりたんぽ鍋とおじやだけでもお腹一杯になる量ですし、ハタハタなどをオーダーすれば充分すぎる量。これで「量が足りない」などと言う人は、よっぽど残念な人なのでしょう。
>
> （セシモテレビ　2015年2月19日）

それにしても、この文章をお読みの読者は、少々うんざりしているか、あきれているかもしれない（実は、ライターの私も同様である）。冷静に考えてみれば、ハタハタが1匹だろうが2匹だろうがどうでもよい瑣末《さまつ》な出来事である。名指しされた料理店にとっては評判を左右する重大なクレームだったかもしれないけれども、ネットなどで騒ぎたてなければ、広まることもなかった。そもそもこの「事件」は全国レベルのニュースとして配信すべきものだったのか？

読者には、「スキマスイッチなんてグループ、聞いたこともない」という人もいるかもしれない。実際彼らは、オリコンのヒットチャートで上位のランキングを獲得したことはあったが、老若男女だれでも知っている国民的な人気グループというわけではない。

このような**ネット上の炎上事件は、日本国民の平均的な心性や知的レベルを反映していると考えるべき**なのであろう。前述したネットメディアに詳しい中川淳一郎氏の指摘のように、ネット住民というべき人は「バカとヒマ人」ばかりなのかもしれないが、「ハタハタ1匹」発言をネット配信するマスコミも、騒ぎたてるネット「イナゴ」たちも、記事を読んで喜んでいる読者も、そしてその記事をネタに文章を書いているぼく自身も、同じように「バカなヒマ人」に違いない。

現代日本に流れる「空虚さ」が、原因？

自虐的に述べてみると、「バカでヒマ」なわれわれは、**自らの現実に不満足になりやすい傾向を持ち、不寛容な心持ちで他人のアラ探しにセイを出しては、いっときのウサを晴らしている。**

それは、内面の空虚さの裏返しであるが、さらに言えば、**リアルタイムの日本という空間は、歴史的に見ても、もっとも虚ろで無目的な時間が流れている**ようにも思える。

けれども、こういった点は否定的に述べているわけではない。**「空虚さ」は、必ずしもマイナスや悪を意味していない。**

日本の「空虚さ」は、苦労してまで手に入れたいものがなくなった——という現実を示すものであり、社会の豊かさの別の側面である。極端な話になるが、たとえば、「最低限」の生活であるはずの生活保護においても、都心のバストイレ付きのアパートで暮らす権利が保障されているのである。

かつての高度経済成長やバブル景気の時代は、遠い昔となった。バブル経済崩壊後の日本は、長く低迷の時代が続いているという。マスコミでは、国民一人あたりのGDPのランクが下がったと報道されているが、海外の人々の生活ぶりと比較してみると、日本人のリアルな生活レベルは低下していない。世界中のどこを見渡しても、われわれがうらやむような「夢の社会」など存在しておらず、日本ほど物質的に豊かな上に、便利で安全な場所は他にはない。

生活用品についても、工業技術についても、あるいは医療や文化のクオリティに関しても、「日本製」は他の先進国のものと遜色はないし、むしろ多くの分野でまさっている。われわれには、もう目指すものがない。

現在の日本人に欠けているものがあるとすれば、それは「智慧」であり、「教養」である。日本人は「不寛容」であるが、一方で、だまされやすく乗せられやすい。〝智慧のあるように見える人〟には取り込まれやすく、その結果、ネット上でも、現実世界でも、「根拠のない流行」が蔓延することとなる。

いつ頃から、「クレーマー」という存在が認識されるようになったか

ここまで述べてきたように、少なからぬ人々がネット上でも、あるいは現実世界においても、他人に対して厳しく対応して攻撃を行っている。このような他人を許せず、非難してばかりいる人たちが特殊な人たちかというと、必ずしもそういうわけではない。むしろ、**われわれの身の回りにいる「普通の人」や「善人」が、ある時、豹変《ひょうへん》する**のである。

ネット上では、マスコミや政府の一部によって意図的に「流れ」が形作られてバッシングに進展することも起きているし、悪意を持つ「ヒマ人」によって炎上が企てられることもある。

その一方で、〝リアルな〟日常生活において、「困った」人たちに遭遇する機会も増えている。

学校や病院、あるいは企業に対するクレーマーが注目されるようになったのは、2000年代以降のことである。「クレーマー」という言葉が広く知られるようになったのは、1990年代の末に起きた、いわゆる「東芝クレーマー事件」がきっかけだろう。

1998年12月、福岡市内の家電量販店で東芝のビデオテープレコーダを購入した男性が、購入直後に製品の修理の依頼をしたところ、勝手に改造された上に、たらい回しされた。さらに、東芝の「渉外管理室」担当者から暴言を吐かれたと、録音した音声を自身のウェブサイトにて公開したのである。この時、東芝の担当者が「お宅さんみたいのはね、お客さんじゃないんですよ、もう。クレーマーっちゅうの、お宅さんはね。クレーマーっちゅうの」と発言したことがひんぱんに取り上げられた。

これがマスコミの報道などを通じて広まり、東芝に対する不買運動に発展するといった社会問題にまでなった。

ところが、その後、男性側にも問題があったとして「週刊文春」に批判的な記事が掲載されている。1999年8月26日号の「ホームページ事件真相スクープ―東芝に謝罪させた男は名うての『苦情屋』（クレーマー）だった！」である。

いずれにしろ、今や、学校においても、職場においても、あるいは病院などの公共の施設においても、クレーマーはひんぱんにみられるようになっている。その**背景には、「他人を許せない」不寛容な人たちが明らかに増えてきているという状況**がある。これまでは声を出さずに黙っていた人たちが、さかんに自己主張するようになったのだ。

クレームは正当な要求だった――30代男性社員の例

けれども、こういった現象にはさまざまな背景があるので、クレームを入れる人を全面的に批判すべきであるとはいえない。

たとえば、企業の従業員の要求が一見するとクレームのようにみえる場合でも、実は正当な要求であることも多い。

あるメガバンクの30代のエリート銀行員は、うつ病を発症した後、なかなか症状が改善せず、職場復帰ができなかった。彼はその原因を非常識なオーバーワークのためだと主張し、当時の上司を批判して労働基準監督署に訴えると主張した。はじめ、会社側は彼をクレーマー扱いし、銀行員ならある程度ハードな残業は当然だと主張した。

ところが実状を調べてみると、当時、銀行の本部勤務であった彼は、半年以上の長期にわたり、ほとんど休日もなく、連日深夜までの過重な勤務を続けていたことが判明した。彼の業務は、銀行の会計基準が変更になるために急を要する案件で、上司の強い指示によるものだった。

突然モンスター化した――40代女性医師の例

一方、本人側の問題が大きいケースもある。**攻撃的な人々の一部は、もともと問題人物である。**こうした人は、他人をおとしめて苦痛を与えることに喜びを感じる「サイコパス（精神病質）」の心性を持っている。ところが、**ある時点まで「ノーマル」であった人が、突然「モンスター」に変貌することも珍しくない。**ここでは、ある病院における勤務医のケースをあげてみる。

その女性は40代後半の独身の「ベテラン」医師Lさんで、自分は名医であり優秀な研究者だという自負を持っていた。私の評価では、実際の能力はせいぜい平均の下で、仕事熱心とは言えない人だったが、働きのよくない中間管理職というのは、どこの世界でも珍しくない。

前院長の時代には、彼女は何かと優遇されていた。原稿の執筆を頼まれたり、あるいは講演を任されたりすることも多かったので、本人は自分が「実力者」なのだと勘違いしてしまった。その頃は他の医師との関係も比較的良好で、「ダーク」な面はまったく見せず、おしとやかな「良家の子女」を装っていた。実際彼女は、地方の開業医の娘であった。

院長が交代してから、彼女の立場は一変した。優遇されることはなくなり、担当の業務が増加した。しかしこれはLさんが冷遇されたわけではなく、普通の扱いとなっただけのことであったが、彼女はこれを「不当」と感じた。Lさんは新しい流れに抵抗して、自分の「既得権益」を守ろうとした。

入院患者の増加に対して、彼女は対抗策をとった。Lさんは入院予定の患者について、すべて事前にチェックして、「入院するのにふさわしい」患者だけを入院させるように勝手にシステムを変えたのである。

その結果、Lさんの病棟には、自分好みの扱いやすい軽症の患者しか入院しないこととなった。当然ながら入院患者数は激減し、困った病院側は彼女を入院患者担当からはずしたのだったが、その結果仕事は楽になったと、Lさんはむしろ喜んだのである。

それから半年あまりして、Lさんは急に「毒を吐く」ようになった。以前からLさんは、自分の研究グループを組織していた。月に1回程度集まり、勉強会をする。レポーター役の人が自分の担当している患者の症例について報告し、参加者全員で、診断や治療法を検討するというものだ。この会の参加者は彼女のシンパのはずだったが、Lさんは自らの仲間であるはずの医師に刃を向けた。

「AとBが医局を牛耳っている。あの2人は、病院の中でやりたい放題だ。ろくに臨床の仕事もしないで、アルバイトにセイを出している。それに引き換え自分は雑用ばかりやらされて、いじめやパワハラの被害にも遭っている」

彼女はこういった批判を、ところ構わず、時には鬼のような形相で言い散らすようになった。話す相手は、若手の医師のこともあれば、病院の幹部職員のこともあった。お嬢様然とした「上品な」態度をとっていたLさんが、まるで夜叉のように変貌した有様に、周囲はみな唖然とした。このトラブルは、最終的にLさんが退職することでカタがついたが、影響を受けた関係者は少なくなかった。

Lさんが豹変した原因は、自分が不当な扱いを受けておとしめられているという思いによるわけであった。しかし実際は、彼女はその能力通りの処遇を受けたに過ぎなかった。しかもごく「普通」の扱いで、いじめを受けたわけでもない。

Lさんがふてくされずに十分な仕事量をこなしていたら、周囲の評価は異なったものになっていたはずで、発言力も取り戻せたかもしれない。だが、彼女は一人で「悪意」の谷間に転落して自滅した。

第三者から見るならば、Lさんの行動パターンは愚かで「小児的」にしか思えない。だが、実はわれわれ自身も、同じようなパターンで行動しがちである。**優位な立場に立てば、ふんぞり返って「他の人々」を見下すが、状況が逆転すると、立場をわきまえることができず、陰湿な反撃を始めてしまう**というわけである。

多くの場合、このL医師のケースのように、立場による「差異」は客観的に見ればさほど重大なものではない。Lさんは降格されたわけでもなく、解雇を通告されたわけでもないのである。けれども、**わずかな立場の変化に、凡人である愚かなわれわれは反応してしまう**のであり、そこからはすぐに攻撃的な行動や、執拗なバッシングにも行きついてしまうのだ。

バッシングの対象が、有名人から一般の人たちへと変わってきた

スキマスイッチの事件の結末は単純で、彼らの所属事務所が自らのウェブサイトで、

「誤解を招くような表現をしてしまったため、御飲食店様、及び関係者の皆様へ大変ご迷惑をお掛けしましたことを深くお詫び申し上げます」と謝罪して一応のけりがついた。ともかく頭を下げて終わりにするというのは、極めて「日本式」な対応であるが、この件もそのようにして決着がついた。

このようなトラブルは、タレントや著名人だけの問題ではない。**一般の人たちも、ネット上で「不適切」な発言をすると、待ち構えているネット住民たちによって、時にはプライバシーを暴かれ、さらには仕事を失ったり、学校をやめたりしなければならなくなることも起きている。**

ネットは、「人生を棒に振る」ための装置となっている。「リベンジポルノ」はいい例だ。交際中に撮ったプライベートな写真を別れた後でネットにさらし、復讐する。これで傷つく女性が急速に増えている。

批評家の酒井信氏《さかいまこと》が指摘しているが、ネット検索の最大手であるグーグルは、ネット上の風評被害を助長する機能を備えている（新潮45　2013年6月号）。このグーグルの「グーグルサジェスト」という検索における連想機能は、本来は検索語に関連した用語が表示されるニュートラルなものであり、ユーザーにとって利便性が高いものであるはずだが、実際に検索をかけてみると、誹謗中傷するような言葉が表示されることが少なからず起きている（これはグーグルだけではなく、他の検索エンジンでも、同様の状況がみられている）。たとえばグーグルで、政治家やタレントの名前で検索をかけると、「犯罪者」「殺人」といった誹謗中傷するような言葉が表示される。ドイツでは元大統領夫人であるベッティーナ・ヴルフが、自分の名前をグーグルで検索すると、「売春婦」「売春街」などの言葉が表示されるとして、訴訟を起こしたという。

最近、日本においても、グーグルサジェストに関連する問題が裁判となったケースがある。この事件は、グーグルで自分の名前を検索すると、過去に犯罪行為をしたかのように連想させる投稿記事が多数表示され、人格権が侵害されているとして、提訴されたものであるが、裁判所は次に示すように記事の削除を求める判決を下した。

……関述之裁判官は「検索結果の一部はプライバシーとして保護されるべきで、人格権を侵害している。検索サイトを管理するグーグルに削除義務がある」と認定した。男性側弁護士によると、検索結果の削除を命じた司法判断は国内で初めてとみられる。

（日本経済新聞　２０１４年10月10日）

かつて、スキャンダルと言えば、限られたセレブの問題であった。古い時代には王侯貴族の品位のない行動が問題とされ、その後、スキャンダルの対象は「スター」に広がっていったのだが、現代社会の求めるターゲットはさらに卑小化し、小モノの芸能人や一般人さえもバッシングの対象となっているのだ。

その結果、第一章、第二章でも紹介したように、バッシングが原因で自殺する人も出ている。悲惨極まりない。

身近なところでも、たびたび起こる。私の勤める病院でも……

ここまで本稿では、ネット上のバッシングを中心に論を進めてきたが、リアルな現実社会でも、「他人を非難してばかりいる」人たちが増殖していることは指摘した通りである。

以前、私が勤務していた病院でこんな例があった。

中年の男性患者Mさんのケースである。気まぐれな患者で、なかなか予約通りに受診をしない人だった。その日も予約なしで受診をしたために、担当医でない医師が診察をした。

彼はひとしきり自分の状態を話してから、「前回通り」の処方せんを希望して、それを受け取って診療を終えた。この時点で特に問題は生じていなかった。ところが、院外薬局で、処方せんに睡眠薬が含まれていないことに気が付いた。睡眠薬は毎回処方するものではなく、必要に応じて投与されていたので、「前回」の受診においては処方されていなかったのである。

処方した医師は、本人の希望通りに「前回と同じ」処方をしたのであり、ミスがあったわけではなかった。ところが、Mさんは激しく怒り出した。まず初めに、病院に何度も電話をしてきた。それも一方的に自分の主張をして、電話に出た職員を怒鳴りつけた。

「昨日の外来の若いヤツが、寝る前の薬を処方し忘れたんだよ。これは誤診だ」

対応したナースが、カルテに記載してあった通り、本人に確認して処方したことを伝えたが聞く耳を持たない。

「違うんだよ。あの若いヤツは、オレの話を聞かなかったんだ。何てヤツだ。10年以上処方されてきたクスリを、あのヤローはいじったんだよ。だから、金は払わない」

さらには電話に応対した事務職員に対するクレームである。

「10分前に出た姉ちゃんの名前を教えろ。これは、誤診なんだ。東京都の保健局に行ってやるって言ったら、あの姉ちゃん、『どうぞご自由に』って言うんだ。何だ、あの言い方は。あの姉ちゃんの名前を教えろ。折り返し電話をするって言ってたのに、何で電話をしないいんだ」

「あとな、電話での対応は、『うん』ではなく、『はい』だ。わかったか。さっきの姉ちゃんの対応がよかったら、こんなに怒っていないいんだよ。電話代を何でオレが払わなければならないいんだ？」

その後もMさんは荒れ狂い、電話で、あるいは直接来院して一方的に自分の主張を展開していたが、ひと月あまりで下火になった。Mさんの主張は、前出の小泉議員の病院に対するクレームとよく似ているし、もともと勝手な誤った思い込みから始まっているところも類似している。病院側としては、理不尽な言いがかりにはなすすべもない。

「コンプライアンス」の存在が、日本人のバッシング気質に火をつけた

これまで述べてきたようなネット上のバッシングや「他人を非難せずにいられない」「他人を許せない」という行動は、どこか日本人に独特なものであるように思える。であるとすれば、日本人のどのような傾向と関連しているのだろうか。

もちろん、ネット上のバッシングという現象は、日本独特のものではない。他の先進国

においても、同様の現象はみられている。ただ**日本における特徴としては、議論が一方向に限定される傾向が強い**点があげられる。

ネット上、あるいは週刊誌上で「流れ」ができてしまうと、多くの人はその流れに沿って行動をとる。反対意見を持つ人も存在しているだろうが、彼らはほとんど声をあげることはない。なぜなら、下手に反対意見を唱えると、今度は自分がバッシングの標的となりかねないからである。

この数年、日本社会は「透明化」が推奨され、会社では「コンプライアンス」が強調されている。このため、これまでの慣行が「悪」として、突然否定されることもしばしば起きている。

文部科学省の科学研究費という制度がある。これは大学などの研究者が自分の研究内容を申請し、補助金を得る制度であるが、額は数十万から億単位までさまざまである。一般には、2〜3年で合計200万〜500万円程度のものが多い。

この研究費を使って、研究者や協力者の会議を開催したとする。学外からも何人かの研究者を招いて、研究の進め方を検討するのである。以前は報告書1枚でこうした会議が開催でき、旅費や会場費などの諸費用を支出できた。

ところが最近、研究費の「公正」な使用が強調されるようになってから、細かい縛りが数多く設けられた。たとえば、会議の参加者は、事前に所属長の承諾書を得ることが必要となった。病院の職員だと病院長、大学だと学長の公印のある書類を用意しろというのである。会議のサポートや受付のスタッフに謝礼を払うためには、履歴書を必要とし、さらに謝礼から税金を源泉徴収しろという。また本当に会議が開催されたかどうか確認をするために、当日の写真を「証拠」として提出することも義務づけられている。

このように、コンプライアンスを遵守するということは、不自由で煩雑な手続きに耐えることになる。さらに**コンプライアンスの強調は、バッシング好きの人たちに付け込むスキを与えやすい**。ルールが細かく決まっていれば、「違反」も生じやすいからである。

実際、公的研究費に関する不祥事は多数起こっており、「犯人」の研究者が極悪人扱いされることも起きている。もちろん税金が原資である研究費を「正しく」使用するべきというのは正論であって、反論の余地はない。

けれども、あらゆる分野に正しいコンプライアンスを求めるならまだしも、行政の実態を少しでも知っているものにしてみれば、研究費の少額の不正を問題にするやり方は、目くらましに過ぎないようにしか思えない。

第五章　日本的な「嫉妬」が引き起こすもの

相手が身近であるほど、嫉妬は生まれる

世界中を見渡してみると、おそらく、日本人はかなり嫉妬しやすい国民である。このことは、男女を問わず、あるいは子供にも大人にも、あてはまるように思える。もちろん、生物学的に、あるいは民族的に、日本人という国民が嫉妬深いと規定されているということではない。

これには、日本人が一般に置かれた状況の影響が大きいように思う。**嫉妬は、「嫉妬する相手」の置かれた状況や得たものをうらやむことから始まる。**この時、自分とあまりにもかけ離れた環境にある人物に対しては、あこがれや羨望の気持ちを持つかもしれないけれど、それが本格的な嫉妬につながることは起きにくい。

アラブのセレブが何人もの美女を引き連れてヨーロッパあたりの高級ホテルを何週間も借り切ったとしても、あるいはハリウッドスターが途方もない広さの豪邸を持っていたとしても、「スゴイことだ」と思うかもしれないが、本心からねたんだり、そねんだりということには、おそらくは行きつかない。

たいていの場合、**嫉妬は、微妙な差異から生じる。**わずかしか差のないはずのライバル

や、あるいは自分より格下と思っていた後輩が、私生活で幸運を手にしたとき、あるいは立派な仕事上の業績を打ち立てたとき、嫉妬心抜きで、すなおに相手を称えることのできる人はそう多くはないように思える。

むしろ成功した相手に対し、裏に回って、その「人格」を否定したり、あるいは悪しざまにののしったりすることの方が起こりやすいのではないかと思う。それが「普通」の人の反応であろう。

このため、多くの場合、**嫉妬の対象は、身近な人物となる。**同僚、友人やきょうだい、時には配偶者や親も「ライバル」になる。親密にしていた友人や同僚が、ちょっとした出来事をきっかけとして、厄介な「敵」に変貌することを経験した人は少なからずいるのではないか。**「成功」は敵を作りやすいものであり、人間関係を壊しやすい。**

私事になるが、はからずも私自身が嫉妬の対象となり、予期していなかった思いを味わったことがある。かなり以前の話であるが、A大学からB大学に異動して昇進したときのことである。異動が決まったときに、私は、A大学での共同研究者であったC先生に、今後の研究について相談をした。

C先生は臨床医ではあったが、生真面目な研究者タイプの人だった。周囲からは、人格的にも温和で偏りのない人と思われていたし、私にもそう見えていた。ところが、この彼が豹変したのである。

私がA大学における研究をB大学でも継続したいので、今後の協力をお願いしたところ、人格者であるはずのC先生は、理由も言わずに断固として私の申し出を拒否したのだった。この研究内容は「自分」のものであるから、外部に出すことはできないというのが彼のロジックだった。

普段は温厚なC先生であったが、この時は、取りつく島もなかった。普通に考えれば、B大学において私が研究成果をあげれば、それもC先生の業績になるわけで、C先生にとっても悪い話でないはずだった。だが言葉を尽くして依頼をしても、「それはできない」の一点張りだった。

この提案がどうして拒絶されたのか、その当時の私には理解できなかった。あらためて思い返してみれば、C先生は昇進する私に嫉妬心を抱いていたのであり、それが感情的な拒否の原因だったように思える。あるいは、協力を継続すると、研究全体を私に乗っ取られるという被害妄想的な考えも持っていたのかもしれない。しかし、当時はこのようなことには思い至らず、不可解な思いのまま、C先生との関係は断絶した。

日本人は嫉妬心を持ちやすい

最近になって多少は変化がみられるものの、日本人の大部分は、小児期から成人まで、好むと好まざるとにかかわらず、比較的同質の集団の中で生きていかなければならない。これは、多様な民族や宗教的背景を内部に持つ米国などとは、まったく異なる環境であり、「安心感」は大きいものの、さまざまな弊害も存在している。

同質のバックボーンを持っているため、日本人の価値観は、似たようなものになりやすい。目標とするライフコースも、同じようなものとなる。そのため、嫉妬心などの陰性感情の向かう方向も類似のものになる。本来は、ある人の成功は他の人にとってうらやましいものであることもあれば、関心を持たれない場合もあるはずである。

ところが**メンタリティが類似している日本人においては、みなが同じような嫉妬心を抱きやすい。こうした点が、学校や職場における集団による陰湿な「いじめ」や「ハラスメント」につながりやすいように思えるし、ネット上の激しいバッシングの一因にもなっているのだろう。**どんなに文科省や学校が努力をしても、いじめがいっこうに減らない原因はこういうところにあるのである。**いじめは日本人の心性に深く結びついているのだ。**

ヨーロッパにおいても、多くの国では旧植民地などからかなりの移民を受け入れている。さまざまな分野における国境を越えた「交通」もさかんである。このため、日本社会と比較すれば多様性は高く、当然ながら価値観もさまざまであり、単純な優劣の比較は難しくなるため、一様な「嫉妬」は生じにくいように思える。

イラクやイスラム国などの人質事件における反応などにおいて、日本と欧米で大きな違いが出てくるのは、このような背景があるからだと考えられる。日本という横並びを尊ぶ国においては、周囲と異なることをしているだけで「胡散臭《うさんくさ》い」わけであり、国の命令でも、会社の仕事でもなく、紛争地域に行くなどということは、許しがたいことと多くの人が感じてしまうのである。けれども、本来は、こうした問題に正解はないはずである。

均質性の大きい日本社会においては、周囲の人との微妙な差が、ことのほか、目に付いてしまいやすい。隣近所の「佐藤さん」や「鈴木さん」、あるいは同級生であった「田中さん」と自分を比べてみると、価値観も生活レベルも、そして人生の歩みさえも、客観的に見るならば、たいした違いがないことが多い。

このような状況では、当事者にとっては、些細な優劣が、ことのほか重大に見えるのは当然であろう。先に述べたC先生を例にとれば、どうして「実績も人格的にも自分より劣るか、せいぜい同レベル」の私が抜擢されたのか、納得できなかったのかもしれない。

客観的に見れば、A大学のC先生のポジションも、B大学での私のポジションも大差はないものであり、瑣末な嫉妬によって、協力関係を断絶すべきものではなかったように思える。しかし、物事の多くは、合理的とはいえない、こうした嫉妬心や猜疑心をベースにして決まっていくことが多いのである。

このような点について、漫画家の柴門ふみ氏は次のように述べている。

……何か自分に引っかかる要素、重なることがありながら、自分にないものを持っている。そして幸福である（少なくとも、そう見える）。しかも、その幸福を苦労せずに掴んでいる。こうした条件がそろった相手に、私たちは強い嫉妬心を抱くのだと思います。

（『バカボンのママはなぜ美人なのか　嫉妬の正体』　柴門ふみ　ポプラ新書）

さらに柴門氏は、自らの漫画家としての成功は、嫉妬心が道を開いたとも語っている。

確かに、嫉妬心をバネにして、実力を磨いて飛躍するというケースもあるかもしれない。だが、多くの「普通」の人においては、そううまく事が運ぶわけはない。

飛びぬけた才能を持っていれば、嫉妬心を乗り越えてライバルを凌駕することも可能かもしれないが、**才能も、根気も平凡な「一般人」は、長年にわたって満たされない「ダークな心」を持ち続けることになりかねない。**

かつて東大の中に「精神科病棟」がなかった理由

時には、嫉妬が個人的な問題ですまないこともある。精神疾患や精神医学への偏見はいまだに一般の人の中に存在している。このことは、実は、明治時代の東京帝国大学のエピソードにそのルーツを持っていた。さらに、それは個人的な嫉妬の問題によって引き起こされたものでもあった。

現在でこそ、大学病院などの総合病院の中に精神科病棟があることは一般的になったが、当時の東大病院においては、大学の敷地内に精神科の病棟を設置することを、病院の首脳部が頑として認めなかった。帝国大学の敷地の中に、精神科患者の病床が存在することは許されないというのである。このため、開設当時の精神科の医局は、大学の外部の病院に置かれるという不自然な形となった。

当時の医学会の「ドン」は、東大内科の青山胤通《あおやまたねみち》教授である。青山は、北里柴三郎《きたざとしばさぶろう》の敵役として思い浮かべる人も多いかもしれない。精神科を冷遇したのは青山の主導によるものだったことはよく知られた事実であるが、その一因として彼の精神科に対する個人的な恨みが存在したことはあまり知られていないようである。

青山のベルリン留学時代のことである。同僚にやはり日本から留学していた、後の東大精神科の初代教授である榊俶《さかきはじめ》がいた。この榊先生はなかなかのプレーボーイだったらしい。やはり同時期の留学生仲間であった文豪森鷗外《もりおうがい》は、榊のことを次のように記している。

名を榊俶といふ。身の丈高く色白く、洋人に好かるる風采あり。故郷一婦あるをも顧みずして、巧に媚を此少女に呈し事にいたり。（「独逸日記」『鷗外全集』第35巻　岩波書店）

鷗外によると、若き日の榊は、日本に妻があるにもかかわらず、巧みにドイツ女性を誘惑したのであり、これに見事に成功したのだという。この榊の被害者が、実は青山だったのである。青山は片山国嘉《かたやまくにか》（やはり留学生で、後の東大法医学教室教授）から紹介されたレーマンというドイツ人女性と交際していた。

ところが、たまたま出会った榊にレーマン嬢は一目ぼれをしたため、青山は袖にされてしまったという。この恋愛沙汰の詳細は、鷗外の日記に述べられている。青山の精神科嫌いは、この時の榊に対する個人的な嫉妬心が原因だったのである。

「カースト」も、「マウンティング」も、日本人の「嫉妬しやすさ」が原因

日本のように、同質性の大きい社会においては、学歴や氏育ち、あるいは収入から家の大きさまで、同じ尺度で測られてしまうため、互いの優劣がすぐに明らかになる。このため、**個人の置かれた**「**カースト**」**のポジションもはっきりしてしまう**ので、冷静に考えてみれば**些細な違いであっても、その差異が嫉妬をかきたてやすい**のである。最近、話題となっている**女性同士の**「**マウンティング**」という現象は、こうした流れで考えると理解しやすい。

とはいっても、自らが置かれた状況を変えることは簡単ではない。そもそも学歴などは変更が不可能であるし、また社会的なポジションや自分の交友関係については、ちょっとの努力で上位の地位を獲得できるわけではないからだ。このため、少なからず日本人は、常に自分の周囲に対する嫉妬心を内心に持て余している状況となりやすく、このことが時として、不合理な攻撃的行動に結びつきやすいのである。

ネットなどにおけるバッシングが激烈になりやすい背景には、ここまで述べてきたような**日本人の「嫉妬しやすさ」**が関連しているように思える。常日頃感じている悔しい思い、ねたみの気持ち（ルサンチマン）が、ネット上で、多少の問題がある他人の言動に対して襲い掛かる原動力となる。相手は一般人のこともあれば、これまで触れたような芸能人のケースもある。

攻撃する側は、怒りを隠そうともしない。「この程度の人間が、どうしてこんな偉そうなことを言っているんだ！」「お前は、何様だ」とバッシングを開始するわけであるが、彼らの怒りには、日常抱いている個人的なルサンチマンが重ね合わせられるため、怒りのボルテージは増幅され、日常では抑えている攻撃的な衝動があらわになる。

こうなると、議論の中身など、どうでもよくなる。**「バッシング」自体を目的として相手を糾弾しているわけなので、内容など別にどうでも構わない**。そして、ネット上の「祭り」がしばらく続くわけであるが、時間とともにあきられて静かな状態にもどり、何もなかったかのように忘れ去られてしまうわけである。

手放しの絶賛が、コロッと批判に転じるとき

このところ、横綱白鵬《はくほう》に対する風当たりが強い。以前からそういった兆候はみられていたが、2015年の初場所の取り組みに関して、白鵬が審判批判をしたことが決定的なきっかけとなり、マスコミが重大な問題として追及し始めた。

問題となったのは、13日目の白鵬対大関・稀勢《きせ》の里《さと》戦である。この一番に物言いがつき、取り直しになったことについて、白鵬自身は納得しなかった（取り直しの一戦は、白鵬が勝利している）。千秋楽から一夜明けた1月26日の会見において、白鵬は次のように不満を述べた。

「子供でもわかる相撲だもんね。なぜ取り直しにしたんだろう」

「肌の色は関係ないんだよね。同じ人間なんです」

この後者の発言は、モンゴル人力士に対する隠れた「人種差別」を指摘したものであり、相撲界のタブーに触れる内容であった。これに対して相撲協会の北《きた》の湖《うみ》理事長らは激怒し、師匠の宮城野《みやぎの》親方が理事長に謝罪することとなった。

さらに白鵬自身も、テレビ番組で形ばかりの謝罪の弁を口にした。けれども、本心からの反省といえる内容ではなく、これ以降、白鵬は、マスコミの記者を無視する態度に出る

ようになり、同様の対応はその後もたびたびみられている。

「週刊新潮」によれば、2015年の3月場所になっても、白鵬とマスコミとの冷戦が続いていた。次はある相撲記者の話である（週刊新潮　2015年4月2日号）。

「白鵬は2日目から支度部屋で報道陣に背を向けて座り、ベテラン記者が声をかけても無視。そのうち、誰も質問をしない異様な状況になってしまった。優勝翌日の〝一夜明け会見〟には応じましたが、騒動については〝終わったこと〟と言うだけで、謝罪の言葉はありませんでした」

このような白鵬に対して、マスコミの論調も、著名人のコメントも手厳しい。日刊ゲンダイのウェブサイトでは、次のように述べられている（2015年1月19日）。

横綱ではなく、スモウレスリングのチャンピオン――といっても過言ではない。大相撲初場所8日目、横綱白鵬（29）がまたもやらかした。安美錦《あみにしき》を下して勝ち名乗りを受けると、「どうだ！」と言わんばかりに懸賞金の束を高く掲げたのだ。以前から懸賞金をひったくるように受け取るしぐさが問題視されていたが、今回はそれ以上に品がない。かの朝青龍《あさしょうりゅう》を上回る態度の悪さだ。

前出の「週刊新潮」において、やくみつる氏も白鵬を批判した。

「……白鵬は〝勝ち続けさえすれば誰も文句は言えまい〟という考えになってしまっており、その姿は、何事も自分勝手だった朝青龍とダブります。このままいけば、白鵬も朝青龍と同じ道をたどることになるのではないでしょうか」

次は、黒鉄《くろがね》ヒロシ氏の発言である。

「相撲はスポーツではなく、日本人特有の文化、祭式に近いものですから、外国人が完璧に理解するのは難しい。これは差別でもなんでもなく、相撲とはそういうものなのです。だから、白鵬の態度が悪くなってても驚くことはない……」

白鵬も、そしてすでに引退した朝青龍も、相撲界の立役者であり、彼らモンゴル人力士の存在によって、最近の10年あまり、相撲界の人気が支えられてきたことは明らかである（現時点でも同様な状況であり、日本人の上位力士はわずかしかいない）。マスコミもしばらく前までは、白鵬について、「日本人より日本人らしい力士」「大横綱の風格」などともてはやしてきた。

それにもかかわらず、**彼らの力が大きくなり「増長」した言動が目立つようになると、今度は一転して「日本人の心がない」などと否定することが理不尽**であるのは明らかである。今になって白鵬をバッシングするのであれば、相撲界もジャーナリズムも、そもそも最初から外国人力士を受け入れるべきではなかった。

日本人の本質的な「不寛容さ」が顕著に出た、だれもが知るあの事件

白鵬に関する騒動は現在進行形であるため、最終的な決着はついていない。そこで、ここでは、元横綱朝青龍に関する一連の出来事とそれに対するマスコミなどによる対応を振り返ってみたい。現状では、白鵬とマスコミの争いは、白鵬が大幅に譲歩しないかぎり、今後さらにエスカレートする可能性が強いと懸念される。

朝青龍は1980年生まれ、モンゴルのウランバートルの出身である。本名はドルゴルスレンギーン・ダグワドルジ。1997年に高知県の明徳義塾高校に相撲留学し、その後若松親方（当時、現高砂《たかさご》親方）にスカウトされ、高校を退学して角界入りした。

2001年の1月場所に新入幕し、その後は順調に出世を重ねて、2002年の11月場所で初優勝を達成し、さらに2003年1月場所も連続優勝をしたことによって、横綱昇進を決めている。

この時、脚本家で横綱審議委員だった内館牧子《うちだてまきこ》氏からは、**「成績は申し分ないが、品格の面で問題が有り」**という、後のトラブルを暗示するかのような意見が出されていたが、ほとんどのマスコミはむしろ歓迎ムードであった。

その後も朝青龍は角界の第一人者として優勝を重ねていき、ほとんどのマスコミは好意的に扱っていた。これに対して、「週刊現代」は、何度か朝青龍の八百長疑惑を報じている。

けれどもこれに同調する流れはみられず、マスコミの報道は朝青龍の「強さ」を称える内容のものがほとんどで、後のような激しいバッシングはなかったし、「八百長」についても他のメディアで取り上げられることはほとんどなかった。

大きく流れが変わったのは、2007年の7月場所後のことである。この7月場所が終了したとき、朝青龍は、「左肘内側側副靭帯損傷、左尺骨神経障害、急性腰痛症、第5腰椎疲労骨折で約6週間の休養、加療を要する」という内容の診断書を相撲協会に提出し、夏の巡業に参加しなかった。

ところが、巡業期間にあたる8月に、モンゴルに帰国していた本人が、中田英寿《なかたひでとし》氏らとチャリティのためのサッカーをしている映像がニュースで報じられ、仮病ではないかという疑惑が湧き上がり、大騒ぎとなった。

この時から、これまで我慢してきたものが一気に噴出したように、マスコミの朝青龍に対するバッシングが開始された。そして、今日に至るまで、朝青龍は完全なヒール役として定着した。このサッカーの問題に関して、朝青龍は、誤解を招く行動をとったという理由で、相撲協会から2場所出場停止などの処分を受けた。

朝青龍がバッシングされた、本当の理由

この問題が生じてから、朝青龍は自宅へ引きこもり状態となった。精神科医の往診を受け、**「神経衰弱および抑うつ状態」**、さらに別の医師には**「解離性障害」**と診断され、紆

余曲折を経てモンゴルに帰国し静養する事態となった。

当時、テレビのワイドショーでは、連日この朝青龍の話題が取り上げられていた。本人は姿を見せないため、相撲協会の関係者や「有識者」であるコメンテーターが、朝青龍の「品格」のなさを批判したり、親方や診察した精神科医の映像が繰り返して放送されたりもした。

この時期の朝青龍の様子に関して、タニマチの一人であった近藤利一《こんどうりいち》氏は、次のように述べている。

「髷《まげ》も結わず、ヒゲが伸びて野武士のような風体だった。睡眠薬もたくさん飲んでいるし、憔悴し切っていて、発言も支離滅裂。人間不信に陥り、周囲にも当り散らしている。風呂も入れん状態です。……」

（週刊文春　２００７年８月30日号）

振り返ってみれば、この一連の騒動が面白い見世物であったことは確かであるが、同時に胡散臭《うさんくさ》いものでもあった。バッシングによって一時的に引きこもっただけの人物が、精神的な「疾患」を患っているとは考えづらいし、朝青龍の主治医として登場した「精神科医」は、同時に「泌尿器科」の包茎治療も専門としていると聞いて、首をひねった人も多かったと思う。

また、**コメンテーターたちが、「相撲道」や「日本人の心」を問題にする点にも、納得できなかった人は多かったはず**である。モンゴル人が相撲取りになるのは、日本でチャンピオンになって一旗あげてやろうと思っているからであり、彼らに「相撲の道」を説いても意味がないことは明らかである（実を言えば、この点は日本人の力士も大差はないであろう）。

こうした**「正論」がウソであることはみなわかっているにもかかわらず、もっともらしく報道される点は、茶番としか言いようがない**。

「仮病サッカー問題」が報道されてから、過去の朝青龍の行状が次々に明らかにされた（月刊BOSS　2007年11月号）。2002年9月場所、横綱貴乃花《たかのはな》に敗れたときのことである。朝青龍は花道を引き揚げながら、「ピースタ、ピースタ（畜生）」と怒鳴り声をあげ、支度部屋へ入ってからも悔しさをぶちまけ続けたのだという。

2005年の巡業においては、ぶつかり稽古において、十両力士を失神するまでに痛めつけた。さらに2007年4月には、他の部屋に出稽古に行き、その部屋の力士にプロレスまがいの技をかけてけがを負わせてしまったことも報道された。

２００９年の初場所で復帰した朝青龍は、好調、不調の波はあったが、２０１０年の１月場所まで土俵を務めた。この場所直後、泥酔して一般人に乱暴したことを写真週刊誌に報じられ、これをきっかけとして理事会から見放された形で現役を引退した。

相撲界の暗部を告発しているノンフィクションライターの武田頼政《たけだよりまさ》氏は、朝青龍について次のように糾弾している。

> 朝青龍は、師匠である高砂親方や北の湖理事長の放任と、御用メディアの擁護によって増長した。平気で巡業をすっぽかし、「八百長相撲」によってすべての幕内力士を配下に治めたかのように振る舞う〝独裁者〟が、いずれ高転びに転ぶことは予期できた。
>
> 私が書き続けてきたように、相撲界には八百長や暴力が横行している。朝青龍は、その相撲界の『徒花《あだばな》』だったのである。
>
> （週刊現代　２００７年８月18・25日号）

「週刊文春」は、朝青龍の過去のさまざまな「悪行」を暴いている。

「……七月の名古屋場所で旭鷲山《きょくしゅうざん》と対戦した際には、マゲをつかんで史上初の反則負け。腹いせに旭鷲山のベンツのドアミラーをヒジ打ちで破壊し、風呂場で乱闘寸前の騒ぎまで起こした」

「後輩力士へのパンチや竹刀で殴るのは当たり前。エアガンで後輩を的にしていたこともあります」

「酒の入った横綱が『朝潮コノヤロー！』と叫びながら部屋のドアを破壊し始めたんです。もう手のつけられない状態で、当時の後援会長まで殴ろうとした。タミル夫人が止めに入って殴られ、高砂親方までが殴られたんです」

（週刊文春　2010年2月11日号）

あらためて見直してみると、朝青龍はひんぱんに不祥事を起こしており、相撲界の「問題児」であったことは明らかなように思える。しかし、思い返してみれば、相撲界の暴力体質は、朝青龍に始まったことではない。朝青龍の問題と前後して、時津風《ときつかぜ》部屋の若手力士が「リンチ」により死亡し、刑事事件化されたことは記憶に新しい。また、真偽は明らかではないが、何度か暴力問題を起こした元横綱も存在している。
そのような視点で見直せば、朝青龍の起こした粗暴な行為の多くは、相撲界としては「普通」の行動であったようにも思える。フィナンシャルタイムズの東京支局長である英国人デービッド・ピリングは、朝青龍に対して同情的である（NEWS WEEK ２００８年2月13日）。

日本はさまざまなルールのある複雑な社会だ。外国人はどんなに頑張っても失敗してしまう。

朝青龍は懸賞金を左手で受け取ったり、取り組みの前に自分の体をぴしゃりとたたいたりして、「品格」がないと批判されている。だがそれは、朝青龍が日本的な繊細さを知らないことも原因かもしれない。

あらためて考えてみると、マスコミも、一般国民も、本心から外国人力士を受け入れてはいなかったのである。彼らが相撲界の一部として行儀よく、立場をわきまえて振る舞っているのであれば、多少の無礼は「戯《ざ》れ言《ごと》」として寛容に扱っていた。

ところが、外国人力士が相撲界の「王」として君臨することには、日本人は我慢がならなかったのであり、些細な失敗をきっかけにして、マスコミも、一般の人々も、地べたまで引きずりおろして徹底的なバッシングを開始したのであった。**このような「不寛容さ」は、日本社会の基本的な原理として、現在もはっきりと存在している**と考えられる。

第六章　「規範」がないがゆえに、他人に不寛容になる？
――日本人の本質についての考察

自分の時間を削ってまで他人を非難する人たちのモチベーションはどこにある？

ここからは多少堅苦しい話になるかもしれませんが、御容赦ください。

ここまで述べてきたような、ネット上、あるいは実生活における激しいバッシングや不寛容さは、**「リアルタイムの日本と日本人」が、歴史的に見ても、ある特殊な状況に置かれている**ことと関連していると、私は個人的に考えている。

もっともこの点に関しては、日本と諸外国についてきちんと比較したデータは存在していないので、はっきり断言することはできない。あくまで、筆者の私見であることをお断りしておきたい。

他人を非難し攻撃する人たちの内的なモチベーションは、いったいどのようなものなのだろうか。この点について、まず考えてみたい。彼らはなぜ執拗に、時には自分の時間を相当削ってまで、このようなある意味、バカバカしい行動を繰り返すのか（ここでは「彼ら」とまるで他人事のように言ってはいるが、実はその中には、この本の読者も、筆者である私も含まれるかもしれない）。

ジャーナリストたちが「騒動」や「スキャンダル」を好むことは、それが彼らの本来の仕事であるので、ある意味当然のことである。よい出来事であろうと、悪い事件であろうと、人の目をひくことがらであれば、彼らのネタになる。

だが、われわれ一般人は、マスコミ報道に追随しターゲットにバッシングを行ったとしても、あるいはネットにアップされた書き込みや記事から**攻撃対象を見出してバッシングを繰り返したとしても、個人的に何か利益を得るわけではない。**

ここまで実際のケースをあげて見てきたように、「われわれ」の批判はしばしば理不尽である上に、合理的な行動とはいえないものが多い。というのは、**自分の個人的な生活や仕事とはまるで関連しない出来事に反応して、相当のエネルギーをかけて標的とした相手に攻撃の矛先を向ける**からである。

イラクの人質事件を例にあげてみよう。この事件の人質たちの言動について、マスコミや政府に誘導された報道がさかんに行われたこともあり、彼らを不快に感じた人は多かったかもしれない。けれどもターゲットのプライバシーを暴きたて、彼らを世間のサラシモノにしたことは、非常識な行為であり、国際的な非難を浴びた。

注意すべきであるのは、**人の行動の多くは、非合理的**であることだ。もちろん、自己の利益（金銭）が優先事項になることもあるが、**最終的に人を動かすのは、「快、不快」**、あ

るいは「好き、嫌い」の感情である。利益を捨てても、憎い相手には頭を下げないことはよくある。そういう観点から見れば、**攻撃的で不寛容な人たちは、自らの感情に忠実な人たち**と捉えることもできるかもしれない。

過去の歴史を振り返れば、このような他者に対する際限のない攻撃性や不寛容さは、まったく新しく生じた現象とはいえない。だが、ソーシャルメディアの普及という状況を考慮しても、現在の日本においては、ジャーナリズムにも、人権団体にも、宗教団体にも所属しない普通の個人が、無関係な他者を徹底的に糾弾するという、過去にはみられない事態がひんぱんに起きている。

この**「不寛容」という現象は、ある意味、現在の日本社会を特徴的に表している**ように思える。人質事件に関連して述べたように、世界中を見渡しても、不確実な情報しか存在しないにもかかわらず、社会全体が一丸となり一方的に個人の行動をバッシングするという図式は、この日本において特別目立つ現象である。

これには、前述したように、日本という国、あるいは日本国民が、「特異」な存在であることが関連していると思う。この特異さとは必ずしも悪い面を示すのではなく、先進性を意味しているし、日本人の優秀さとも関連している。

さらに重要であるのは、何よりもこの特異さによって、他国ではわずかしかみられない、日本社会に特徴的なさまざまな心理的、社会的な諸問題が生じていることを、認識する必要があることだ。**「バッシング」あるいは「不寛容」という現象は、より大きな問題の一部なのであり、氷山の一角**なのである。

この特異さは、日本人、あるいは日本社会の多様性のなさに由来する部分もある。日本のように均質性の大きい社会では、みなが同じように考え、同じように行動する傾向が強いし、また、そういう方向に誘導することも容易である。

けれども注意する必要があるのは、**多くの日本人は自分たちが特別な存在であることに気が付いていない、あるいは、特殊であることを認めようとしない**点である。国際社会の中で、日本の特殊性が明らかに目立つ状況においても、できるだけ自分たちは、「普通」なのだと言い聞かせているようにも思える。

伝統的な「絆」を捨てた結果、「現代の日本」となり、「不寛容」が生まれた

それでは、日本社会の特異さについて説明してみたい。以下はまったくの私見である。

日本社会の中で暮らしているわれわれは気が付かないことが多いが、世界レベルで見る

ならば、日本の社会は特殊性が大きい。

どういうことかというと、まず何よりも**「日本の社会は、伝統的な慣習の多くの部分を切り捨てて成立している」**という点である。

反論もあるかもしれないが、現代という時代は、古くからの「絆《きずな》」や「しがらみ」を捨て去ること、あるいはそれらを乗り越えて自由になることを目指してきた。この点は、どの先進国でも共通しているが、この目標をもっとも先鋭的に成し遂げたのが、現在の日本なのである。

地域社会の慣習、古くからの身分、個人の出自などを否定することで、あるいは無視することで、現在の都市は成立した。都市においては、個人が過去のしがらみから逃れて、まったくの一人で生きていくことも可能となった。これは心地よいことでもあるが、同時に孤独な状態ともいえる。

都市では、だれにも注目されることなく、存在していくことが可能である、あるいはそう錯覚することができる。社会学者の見田宗介《みたむねすけ》氏は、この現象を「まなざしの不在」と呼んだ。見田氏の指摘するように、かつての日本社会は、逆に、まなざしが過剰であった。

しばらく前の時代、ある人の周囲には、その人物の「来歴」をウオッチしチェックする多くの他人の目が存在していた。それはあたたかな励ましとなることもあれば、個人を否定し、抹殺する集団的な力となることもあった。けれども、このような旧来の状況は、戦後の数十年という期間に大幅に変貌した。

急速に成立した日本の現代社会は、伝統的なつながりを切り捨てた、ある意味、「無機質」な世界となった。この変化がはっきりしたのは1990年代以降であり、特に、都市部においては、個人は出自を背負わない、ただの「一人」として「浮遊」することが可能となった。おそらくこの背景として、マクロ経済の不調によって、多くの企業が旧来の終身雇用制度を取りやめたことも関連しているのかもしれない。

これは、現代人の長く求めてきた「自由」の帰結である。この自由によって、旧来のしがらみからは、かなりの部分解放されることになったが、その結果、個人に幸福をもたらすことは、実はそれほどなかったように思える。

むしろ、**このような流れの中で顕著となったのは、日本社会の規範のなさ（＝アノミー）であった。**

日本と欧米の顕著な差は、「宗教」が社会の規範になっているか否か

ここまで読んだ読者からは、それだけなら、日本と欧米で大差はないじゃないか、どこの国でも当たり前のように起きていることに過ぎない、という反論がきそうである。確かに、こうした点については、日本と欧米の差はあまりないかもしれない。

けれども、実際の両者には大きな隔たりがある。それは何かと言えば、「宗教」である。欧米の先進国では、好むと好まざるとにかかわらず、いまだにキリスト教が社会の一角に「伝統」として、あるいは無視のできない「規範」として存在している。**欧米では、今でもキリスト教が、インフォーマルな社会的ネットワークを築く基本となっている。**

この点については、日本に住むわれわれは、あまり実感が湧かないかもしれない。現在の日本でアクティブな宗教と言えば、いわゆる新興宗教であり、宗教というだけで嫌なイメージが思い起こされ、眉をひそめる人もいるであろう。ほとんどの伝統的な宗教組織は、経済的、政治的な利益集団として存在しているのが現状である。

旧来の仏教や神道の組織が、インフォーマルなグループとして、地域に根ざした活動をしているかと言えば、まったくそういう実績がないというわけではないだろうが、かなりまれであることは確かである。檀家の奥さん方を集めて、四国のお遍路のバス旅行を取り

仕切るといった行事が、標準的なお寺の地域活動であろう。

これに対して、**欧米のキリスト教会は、「公的」でない慈善活動の中心として存在していることが多い。**ホームレスのために炊き出しをするのは、「東京都」のような公的機関ではなく、教会なのであり、また精神障害者のためのボランティア活動も、教会が支援の中心となっている。

しばらく前のことになるが、筆者が滞在していたドイツのヴュルツブルクという小さな町においても、キリスト教が地域に根ざしていることを実感することが多かった。ある日曜日のこと、町のはずれの小高い丘にあるケッペル教会を訪問したことがあった。驚いたことに、朝の早い時間だったのにもかかわらず、この教会には数多くの地元の人が集まり、長時間の礼拝が続けられていた。

ヒットソングにも表れている、絶対的な「神」の存在

このようなテーマを考えていると、あるポップスの曲が思い出される。若い読者にはなじみがないかもしれないが、１９６０年代後半に活躍したサイモン＆ガーファンクルという音楽グループの作品である。

念のため、彼らの活動の概略を述べておくと、ニューヨークの小学校からの友人であったポール・サイモンとアート・ガーファンクルは、1957年にデュオグループを結成した。当初はヒット曲にめぐまれなかったが、1964年に「サウンド・オブ・サイレンス」が大ヒットとなる。その後も、「ミセス・ロビンソン」「明日に架ける橋」などが世界的なヒット曲となったが、1970年に彼らはいったん解散した。

1975年、彼らが一時的にグループを再結成したときに発表した曲が、「マイ・リトル・タウン」である。その中で、神様がいつも自分たちを見ている、ということを歌詞に入れている。

著作権の関係で、歌詞そのものを示すことができないので、その内容を記したい。これは、彼らが育った故郷の町についての物語である。その町の色はすべて「黒色」で、吹き行く風は薄汚れ、だれもが希望を持っていなかった。そして、「天上には神がいて、人々を押さえつけていた」、という暗い内容の歌詞に、明るいメロディーが添えられていた。

欧米の人たちが、日本人よりも信仰心が深いということはおそらくはないし、本気で「神」や「キリスト教」の教義を信じているというわけではないだろうが、この歌にあるように、今でも「神（God）」は人々の上に重くのしかかり、文化的な装置としての力を保持しているのは明らかである。

ビルボードのトップ10に入ったこの「マイ・リトル・タウン」には、「神」という単語が何度も登場している。これは、欧米の社会においては、宗教的な言い回しが自然に受け入れられていることを意味している。

この作品は40年前のヒット曲であるが、ここに述べられた**欧米の人のメンタリティは、実は現在もあまり変化がないように思える。**それどころか、キリスト教原理主義が台頭している米国の政治状況などを考えると、キリスト教の関連団体からのプレッシャーは、さらに増しているようにも見える。

「何もかも真っ黒で、死にかけた奴ばかり」の故郷の町。真っ黒というのは、旧来の伝統や地域のしがらみを意味するのであろうが、戦後から現在までの歳月は、多くの人がそういったものから逃れようとして生きてきた時代であった。けれども欧米の社会は、その良し悪しは置いておくとしても、いまだに宗教のしがらみからは自由でない。

もう少し最近のヒット曲の内容も、検討してみたい。世界的なギタリスト、エリック・クラプトンに「ティアズ・イン・ヘブン」というヒット曲がある。これは、1992年の作品である。この曲は、わずか4歳で事故死したクラプトン自身の息子のことを弔った内容となっている。

歌詞の一部を抄訳してみる。この歌の中では、「天国」という言葉が繰り返して使われているのだが、日本人にはやや唐突な印象がある。しかしキリスト教文化圏においては、ごく自然な言い回しなのであろう。

もし、君と天国で会ったら、ぼくの名前を憶えているだろうか
もし、君と天国で会ったなら、以前と同じでいられるのだろうか
ぼくは強くなり、頑張っていくよ
天国はぼくがいるべき場所ではないのだから

では、Ｊポップではどうだろうか。２００７年に発売されてヒット曲となった桑田佳祐の「風の詩を聴かせて」は、クラプトンの「ティアズ・イン・ヘブン」と類似したテーマの曲である。これは、映画『Ｌｉｆｅ　天国で君に逢えたら』の主題歌であり、若くして亡くなった湘南のサーファー飯島夏樹に対する思いを歌ったものであった。歌詞の一部を記してみよう。

永遠の彼方へ　二度と帰らぬ旅に出る
海鳴る風に抱かれ　無常に泣くばかり
共に魂は風となる
雲の上で口づけして　風の詩をまた聴かせて

クラプトンと同じテーマを扱いながらも、「風の詩を聴かせて」では死者を弔う内容になっているものの、宗教的なニュアンスをほとんど感じさせないものとなっている。映画のタイトルには、「天国」という言葉が使われているにもかかわらず、歌の中では、人の死は、「存在の消失」として述べられるのみなのだ。

これはある意味、「無常さ」の表現とも捉えることができるかもしれない。あるいは、その点を仏教的とみなす人もいるかもしれない。ここでは、「人」は、あるいは「人の魂」は消え去り、風となって自然の中にかえるものなのである。この点は、キリスト教の一神教的世界観とは際立って異なっていることを認識すべきであろう。いずれにしろ、日本人のマインドは、「宗教的なもの」から遠くかけ離れていることは確かであり、日本社会は先進国の中での「特殊」な存在であるとともに、ある意味、もっとも先進的ということもできるのかもしれない。

日本の歌謡曲や文学に「神様」という言葉が登場するとき

以上、歌謡曲の歌詞を題材にして、日本と欧米社会における「宗教」の立ち位置を比較してみた。

宗教的なバックボーンが欠落した日本社会と異なり、欧米においては、リアルタイムの現在においても、キリスト教的な世界観が社会の規範となって存在している点を指摘したわけだが、説明に説得力はあっただろうか。あるいは、歌謡曲を元に宗教について議論するのは、不謹慎だと反発する人もいるかもしれない。

そもそも日本人は、宗教がらみの話には、腰が引けている。年始になると、大挙して初《はつ》詣《もうで》には出かけるものの、信仰心のある人はわずかしかいないのが、わが国民性である。そのため、本論で宗教に関する話をしても、ピンとこない人も多いと思う。それでもあえて言えば、最近のイスラム国の話を持ち出すまでもなく、世界は「宗教」で動いているのであり、日本という国は例外なのである。

前項の文章に関しては、本書担当のSさんからコメントを頂いた。彼女の指摘では、日本の歌謡曲の歌詞にも、「天国」という言葉はよく使われているのではないかというのである。

確かに、Sさんの言う通りである。日本の歌謡曲において、「天国」という言葉は、使用頻度の高い用語である。しかし、注意してほしいのは、日本の歌謡曲では、「天国」、あるいはその他の「宗教的」な言葉は、実体のある概念として使用されていない点である。たとえば、松田聖子の代表曲である「天国のキッス」（1983年）を取り上げてみる。この歌では、タイトルに使われていることに始まり、「天国」という言葉が歌詞にも繰り返して使用されている。ところが、この歌における「天国」は、実際に存在すると仮定された「場所」ではなく、「理想のユートピア」というような形容詞的な意味合いで使用されているのである。

日本のサブカルにおける「宗教的なもの」の扱いは、これと同様の場合が多い。**一見したところ、宗教的な内容が語られることはあっても、実際は、リアルな宗教的な意味合いでは用いられていない。**

たとえば、「神様」をタイトルに持つ作品をランダムにあげてみよう。『スロウハイツの神様』（辻村深月《つじむらみづき》）は、ミステリ風の青春群像劇。「神様」とは、登場人物の一人の天才作家を指している。『さよなら神様』（麻耶雄嵩《まやゆたか》）では、すべての事件を必ず解決する「神様探偵」が登場するが、単なる少年である。

古典的な作品になるが、小説の神様と呼ばれた志賀直哉《しがなおや》の『小僧の神様』ではどうか。神田の商家で奉公をしている小僧の仙吉は、番頭たちの話を聞いてから、鮨屋《すしや》に行ってみたいと思っていた。ある時仙吉は鮨屋に入るものの、金が足りずに鮨を食べることができなかった。

それを見かけた貴族院議員の男が、後に仙吉に鮨を奢《おご》った。仙吉は、彼のことを神様か仙人ではないかと思い込むようになったというたわいのないストーリーである。この小説にも、宗教臭さはほとんどない。つまり**日本では、非常に極端な言い方をすれば、特別な能力を持っているか、特別に良い行いをすれば、「神様」になれる**のである。

さらに言えば、最近の若者は、極めてスゴイ人を「神（カミ）」と呼んでいる。非常に気軽な記号になっているところが、日本人らしいと言えばらしいだろう。アイドルの心の広い対応を「**神対応**」といい、逆の場合は「塩対応」という。「神」の反対語が「塩」である。これくらい「神」に対する感覚が軽いのが日本人だ。

さらに、**凶悪な犯罪者までも「神」とあがめるネットの風潮**は、日本独自の倫理感のなさを示しているのである。

日本とはまったく違う、欧米の文学における「神様」

一方、欧米においては、ポップスだけではなく、現代文学においても、「神」や「キリスト教」を真正面から取り上げた傑作は数多い。一つ例をあげてみる。アイルランドの劇作家、サミュエル・ベケットの代表作に『ゴドーを待ちながら』という戯曲がある。

1本の木があるだけで、ほとんど装飾のない裸の舞台。しゃがみ込んでいるのは、ヴラジーミルとエストラゴンの2人。人生に疲れた中年男たちだ。

彼らの素生は明らかにされない。ホームレスにも見えるし、流れ着いた宗教的な難民のようにも思える。エストラゴンは道端に座ったまま、片方の靴を脱ごうとしているが、どうにもうまくいかない。

この場所で2人は、いつやってくるのかわからない「ゴドー」をずっと待ち続けている。そこは、ベケットが住んでいたパリ郊外の街角にも思えるが、あるいは荒涼とした風が吹きすさぶ、砂漠の中に広がる荒野の一隅なのかもしれない。

ゴドーを待つ間、2人は滑稽《こっけい》でむなしい言葉遊びのやり取りを延々と続けることとなる。この長大な芝居の中で、ほとんど意味ある「リアル」なセリフがないことは、驚くべきことである。

途中で何度も絶望した彼らは、自殺を図ろうとするが、それにも失敗し、やはり絶望を抱えたまま再びゴドーを待つことになるのだった。

もちろん、ゴドーとは、神（ゴッド）のメタファーである。**訪れることのない神を待つという状況を人生そのものに重ね合わせたこの芝居は、現代演劇の出発点であり、いまだにこれを超える作品は登場していない。**

ダブリンの郊外で生まれたベケットは、名門であるダブリン大学トリニティカレッジを卒業した後、母国を離れて、長くパリで暮らしていた。1952年に発表されたこの作品も、翌年、パリの小劇場であるテアトル・ド・バビロンで初演されている。

この公演の成功まで、ベケットの名前を知る人は少なかった。すでに『モロイ』などの小説三部作を発表していたベケットであったが、文壇からもジャーナリズムからも距離を取って、隠者のように過ごしていたためであった。

『ゴドーを待ちながら』のセリフの大部分は、ほとんど意味を持たない「ジャルゴン」

（＝無意味な言い回し）、つまり言葉遊びやダジャレの類である。あらためて読み直してみると、この作品は、神の「不在」による現代人の孤独とニヒリズムを正面から描写したシンプルなテーマの作品である。これは、逆に言えば、**「神」という概念が、ヨーロッパ人にとって重大な意味を持っていることを示している。**

このような欧米の文化的な状況と比較してみると、一部の新興宗教を除いては、宗教的な感情がほとんど消えている日本の環境は、世界の中でも特異なものである。この点は、**日本社会の「アノミー化」（＝無規範、無規制化すること）**をより顕著に示している。

けれども、このような日本社会の特殊さについて、決して悪い方向だけに働いているというつもりはない。**日本という国では、現在の世界の中で、ある意味、もっとも「先進的」で自由な社会が形成されている。**このような**アノミーな自由度の大きさは、クリエイティブな活動に寄与しやすい**ように思える。

「イスラム国ごっこ」に見る、日本人の非宗教性

日本社会の「非宗教性」という点について考えるとき、２０１５年初めに起きたイスラム国の人質事件におけるネット住民の反応が思い起こされる。

第一章でも言及しているが、ここでもあらためて振り返ってみる。イスラム国が、日本人の人質2人を殺害すると脅迫する映像をネットで公開したのは、2015年1月20日のことである。インターネットのYouTube上の動画では、オレンジの囚人服を着せられた湯川さん、後藤さんとみられる男性2人を拘束している映像とともに、日本政府に対し72時間以内に身代金2億ドルを支払わなければ殺害すると警告する声明が発せられた。

ネット上では、2004年のイラクの事件と同様に自己責任論が持ち出され、2人の人質におきまりのバッシングが行われた。「危険を承知で勝手に行ったのだから、たとえ殺されようとも、身代金など払う必要がない」というものである。

ところが、今回のバッシングは、以前のものほど激烈ではなかった。これは、政府の対応が2004年のときとは異なり、世論を意図的に誘導しようとしなかった良識的な反応に終始したことによるのであろうことについても、P20で触れた通りだ。

さて、今回の事件で注目すべきなのは、ネット上で流行した、ネット住民たちによる「イスラム国ごっこ」である。

殺害予告動画が公開された直後、ネットでは、日本人のツイッターユーザーがこの動画の一部を加工してそれを公開するとともに、イスラム国のアカウントに送りつけた。このコラージュにはさまざまなタイプのものがあり、人質や兵士の顔を入れ替えたり、アニメのキャラを貼り付けたりしたものなどがあった。

こうした「イスラム国ごっこ」はあっという間に拡散し、追随者が現れてさまざまな画像がネット上に溢れた。こうした投稿に対して、「無知」「モラルがない」「不謹慎」「テロリストを挑発していて危険」など、正義派的な批判が殺到したが、これはある意味、常識的な反応である。

ところが、海外のメディアの一部は、こうした「イスラム国ごっこ」を肯定的に報道したのである（ＥＳＱ「イスラム国（ＩＳＩＳ）に対するツイッター利用者の攻撃と海外からの評価」ＢＬＯＧＯＳ２０１５年1月25日）。

海外の反応としては、「テロリストに対してユーモアで対抗している」「風刺画像を用いて、イスラム国を嘲笑することに成功している」などというものであるが、実際のところは、コラージュの作成者がそこまで考えているということはないだろう。けれども、「ＩＳＩＳクソコラグランプリ」や「イスラム国ごっこ」は、日本人の非宗教的な自由さが基盤となっていることは確かである。これは**他国の人には理解が難しいものであり、日本人には当たり前のこと**がかえって新鮮に映ったかもしれない。

企業のコンプライアンスの名のもと、個人情報はダダ漏れ

先進的である日本社会は、旧来の家族的、地域的なしがらみからは、かなりの程度自由になったはずである。この点について、賛同する読者は多いと思う。

けれども、**現在の日本の社会は、いまだに不自由で窮屈なままであると感じている人は多い。**むしろ、最近になり、不自由さは増大しているように思える。これは、旧来の「まなざし」によるしがらみが少なくなったにもかかわらず、**社会的な管理システムがより強力になった**ことと関連している。

もちろん、リアルタイムの日本社会に、一元的な管理システムが存在しているわけではないが、例をあげれば、最近強調されることが多い、企業などにおけるコンプライアンスは、個人の行動をかなりの程度、束縛するものとなっている。

現代の企業活動に、「公正さ」が求められるのは当然かもしれない。けれども、**コンプライアンスを重視することは、個人の管理を目的とした制度作りを容易にする。**ある外資系の製薬企業では、コンプライアンス管理のために、社員全員のeメールの内容を常にチェックしていることに加えて、社員同士の「密告」も日常茶飯事という。

長い間、日本の企業は、従業員に滅私奉公を求める代わりに、社員に「保護」や優遇制

度を与えてきた。ところが、このような疑似家族的な「終身雇用制」は過去のものとなり、従来の日本的な経営方針は姿を消しつつある。

一方で、従業員に対する締め付けは、かえって厳しくなっている。社員にコンプライアンスの徹底を求める一方で、残業は無制限、サービス残業は当たり前といってはばからない「ブラック」な企業は珍しくない。

また、個人の行動を管理するという視点から重要であるのは、**われわれの個人的なデータや行動の履歴は、見知らぬ他人に「ダダ漏れ」となりつつある点**である（これは、先進国に共通した問題であるが、特に日本では問題が大きくなりやすい）。電子化された個人のデータは、簡単に閲覧可能であり、悪意をもって利用されやすい。ネットの閲覧履歴やメールの内容も、すべて外部からチェックが可能である。

健康面に関する情報についてはどうだろうか。現在、多くの病院のカルテやレセプト（診療報酬の情報）が電子化されつつある。これは考えようによっては恐ろしい事態である。病院の電子情報にアクセスできれば、個人の病気に関する詳細な情報を手に入れることができるのである。

レセプトには病名の他、治療内容の詳細が記載されている。健康保険の関係者は、これを自由に閲覧できる。これまでレセプトは不正な保険請求をチェックするために使用されてきた。けれども、実は個人の秘密の宝庫であり、流用しようと思えば、いくらでも用途は存在する。

似た例になるが、著名人の年金記録の未払いデータがさかんにリークされたことを記憶している方も多いことだろう。われわれは、このような点についても、秘密を持てなくなっているのであり、個人のデータ管理は進んでいるのである。

人気作家、ジェフリー・ディーヴァーの作品に『ソウル・コレクター』という小説がある。主人公の四肢麻痺の探偵リンカーン・ライムの前に立ちはだかるのは、あらゆる個人の電子情報を手に入れて、それをあやつり証拠をねつ造する狡猾な犯人だった。この小説は、犠牲者を監視し、その人生のデータすべてを収集する、卑劣な殺人者の正体を、安楽椅子探偵であるライムがいかに暴いていくかというストーリーであるが、実は同様の犯罪は日本においても可能なのかもしれない。

アウトローを受け入れず、再出発にも厳しいのが、日本の社会だ

以上のような点に加えて、日本社会を息苦しくしている原因として、他国にはみられな

い〝多様性のなさ〟があげられる。歴史的に見て、長期にわたり近隣の他国からの「侵略」のない状態が続いていた日本は、独自に一元的な価値観を形成するようになった（終戦後は占領状態にはあったが、他民族の大量の入植、流入のような事態は生じなかったため、文化的な破壊や変化はみられなかった）。

このため、近年、国際化が進んでいるとはいっても、**日本人の価値観は基本的に均質性が大きく、理想とするライフコースは多くの人に共通したものである。**さらに、日本の社会は、そこに住む個人に対して、道をはずれることなく、標準的なライフコースをたどるよう暗黙のうちに求めている。

このため、**「日本式」の「道」からずれた「非常識」な個人は排斥され、非難されやすい。**イラクの人質事件の3人はそのよい例である。世間の「常識」からはずれたことをする個人に対して、日本のマスコミも、一般の人も手厳しい。時には、敵意をむき出しにする。これは、はぐれ者に不審な目を向けるという側面だけでなく、特別なことを仕出かす能力を持つ人物に対する嫉妬心も加味されている。

本音を言えば、多くの日本人は、日本社会が定めた「安全」な人生経路を心地よいものとは思っていないし、できればそこから逃れたいと感じている。ところが、ほとんどの人はそうする勇気もないし、能力もない。やはり、「安定」した人生を求めることになる。

傑出した個人が、一時的にもてはやされることもある。ライブドア事件の堀江《ほりえ》貴文《たかふみ》氏がよい例であろう。しかし**日本の社会は、アウトローの長期にわたる天下を好まない**。いずれ、「許せない、勝手すぎる」といった批判を浴びせられる。堀江氏も、ほとんど冤罪といってもよい、罪ともいえない罪をきせられ、会社を失って、受刑者となった。

日本の社会は、再チャレンジが難しいシステムである。官庁においても、企業においても、能力よりも、むしろ長期に勤め上げたことが評価される。米国などと異なり、中央官庁の重要なポストに、外部の人間が抜擢されることはほとんどない。地道に出世の街道を歩んできた人物がトップを勝ち取り、決められた天下りのコースを獲得する。

いったん「王道」から脱落した個人がカムバックすることは容易ではない。「セカンドチャンス」は、ほとんど存在していないのである。仮に異色の人材が抜擢されたとしても、それは一時的な措置であり、しばらくするとまた元のシステムが機能することとなるのである。

このような社会の中では、個人は未来に希望を見出すことは難しいし、そのためのルサンチマンが、他人に対する攻撃性や不寛容として出現しやすいのである。

第七章

日本人は世界的に見て、「孤独で、悲観的で、自己評価が低い」

「嫌われ松子」に見る、日本社会

前章で述べた「日本的」なライフコースの例として、フィクションの中のヒロインを取り上げてみたい。山田宗樹《やまだむねき》氏の小説『嫌われ松子の一生』は人気作で、映画化（2006年、中谷美紀主演）され、さらにドラマ化（2006年、内山理名主演）もされた。才媛であったヒロイン松子の漂泊と死の物語である。

国立大卒の美人教師の松子は、些細な失敗から職場を追われ、転落の人生が始まる。巡り会った男性に繰り返し裏切られた彼女は風俗嬢となり、ついに罪人として服役もする。晩年も幸福とは程遠く、河川敷の掘っ立て小屋に住んでいた彼女は、見知らぬ少年たちに偶発的に殺害されてしまう。恵まれた環境にあった松子が運命に翻弄されたのは不運というだけではなく、周囲の期待に従順で受身の人生に甘んじてしまい、自ら新たな道を切り開こうとしなかったことが原因であった。

松子と対照的なヒロインが、米国の女性作家スー・グラフトンによる『アリバイのA』などの主人公、女探偵キンジー・ミルホーンである。孤児であったキンジーは、固定した住まいがなく、トレーラーハウスの中で育った。唯一の身寄りの伯母もキンジーが10代の頓亡くなった。

日本の社会であれば、このようなキンジーの来歴では否定的に捉えられることが多いだろうし、そのために本人も萎縮してしまい、十分な能力が発揮できなくなるか、ドロップアウトしやすいと思う。

しかしキンジーは、投げやりになることはなかった。保険会社の調査員を経て独立したキンジーは、経済的には豊かとはいえない。それでも彼女は何事にもくじけないし、いつでも前向きだった。貯金はわずか、頼れる男もよそ行きのスーツもないけれど、彼女は捨て鉢になることもなく好物のチーズバーガーを頬張り、中古の車でカリフォルニアの町を疾駆する。

松子にはなくキンジーが持っているもの、それは自分の人生を自ら決めようとする態度だ。預金通帳の残高がわずかしかなく、依頼人から手ひどく裏切られても、健康で体調がよく、家までのガソリンがあれば、キンジーは幸福を感じる。一方で、能力があるにもかかわらず、松子は型にはまった生き方からはずれると、どうしていいのか途方に暮れる。しまいには、自暴自棄となって道を誤る松子とキンジーは対照的である。

とはいっても、はみ出しものを嫌う日本では、キンジーのような生き方はたいていの場合は、受け入れられない。そうした日本の「空気」が多くの「嫌われ松子」を今でも生み出しているし、自らにない突出した能力を持つ個人を受け入れずに、バッシングを繰り返す素地となっているのである。

「日本人特有の病」があってしかるべし

これまで、日本社会の先進性と特殊性について述べてきたが、ここでは単なる印象論に終わらずに、いくつか実証的なデータをあげてみたい。

医学は自然科学の一分野とみなされている。精神医学についても、同様である。これがどういうことを意味しているかというと、**「人」という生物には、特殊性はないと仮定されている**ということだ。

つまり、日本人も米国人もロシア人も、人種によって薬物の代謝速度などが異なることはあったとしても、人体は同じ化学物質で構成されているし、人種は違っても同じメカニズムで病気が発症するということである。

だから、**医学的には、「日本人」だけに発症する病気というものは存在していない**。精神科の分野で言えば、**日本人特有の「うつ病」もないし、日本人特有の「引きこもり」も**

ないことになる。

日本における自殺率が、今よりも高率であった当時のことである（もっとも、現在でも低下したとはいえ、世界的には決して低率ではない）。うつ病と自殺の専門家だと称する精神科医が、ジャーナリストとやり取りをしていた記録を読んだことがあるのだが、内容には納得のいかない点が多かった。

その当時、日本における自殺率が世界の中で突出していることをふまえて、ジャーナリストは、「日本における自殺に、何か特徴的なものがありますか？」と質問をした。これに対してその精神科医は、「自殺は自殺であって、どの国でも同じように起こるもので、日本人に特有なものなどない」と答えていた。

この「専門家」の答えは誤りであるだけでなく、偏見に基づいている。**自殺のように、社会的な要因が大きい現象は、当然のことながら、純粋な科学的ファクターだけで説明できるものではない。**精神医学的な事象は、社会的な要因に重大な影響を受けることを考慮しなければ、正しい答えには行きつかないのである。

一言付け加えておくと、日本社会で自殺率が高率であったのは、マクロ経済の凋落という外的な要因に加えて、中高年の男性における雇用の不安定さが加速したことが関連しており、他国にはみられない状況が存在していたことが大きく影響していた（本書のテーマからはずれるので、この問題には、これ以上深入りはしません）。

自殺の問題だけでなく、リアルな現実における社会病理現象を見てみると、**日本が「特別」な国であることは明らか**である。良い点でも悪い点も、特別なことが存在している。おそらくこのことは、前述したように、日本がアノミー化した無機質な国であることと関連している。

学校の問題で言えば、**いじめや不登校が蔓延しているのは、他国でも皆無ではないが、日本独特の現象**である。思春期から中高年に及ぶ**引きこもり**も重大である。**自殺**の問題はいまだに見逃せないし、**過労死や過労自殺**は、他の先進国にはほとんど存在していない現象である（良い点に関しては、文化的な内容になるが、それについては別に述べたい）。

世界的に見ると、日本の子供は、孤独感が強く、自信がない

そうはいっても、こうした点については、簡単に納得がいかない人も多いかもしれないので、ここでは、実際のデータを引用しながら、いくつかの側面における「スペシャル」な日本について見てみよう。

第一にあげられることは、**際立った「孤独さ」**である。

国連児童基金（ユニセフ）は、2008年に先進国に住む子供たちの「幸福度」に関する調査報告を発表した。この調査は2007年に経済協力開発機構（OECD）に加盟している先進国の10代の子供を対象として行われたものである。

調査内容は、「物質的な幸福度」「健康と安全」「教育の豊かさ」「家族と友人関係」「行動」「主観的な幸福度」の6つの大項目に分かれており、それぞれのいくつかの下位項目について質問をした。

すべての項目の平均点を指標とすると、もっとも幸福度が高い国はオランダであり、これに続くのはスウェーデン、デンマーク、フィンランド、スペインとなっている。日本はデータ不足のため、全体のランキングは示されていないが、かなり下位に位置することは確かである。総合的な「幸福度」は北欧諸国が高く、米国、イギリスが低かった。

注目すべきなのは、次の点である。子供の「主観的な幸福度」に関する項目の中で、「孤独を感じる」と答えた日本の15歳の子供の割合は29・8％と、対象国の中で第1位で、ずば抜けて高かった。日本に続くのはアイスランド(10・3％)とポーランド(8・4％)だった。もっとも低いのはオランダの2・9％だった。

このように、日本の子供における「孤独さ」は、先進国の中で際立って高い。この点は、これまでに述べてきた**社会的な「まなざしの欠如」と関連している現象**であろう。つまり、子供たちを見守り、同時に縛ることにもなる、目に見えない社会的なルールや、インフォーマルなコミュニティが、希薄となっていることを示している。

その一方で、子供たちを縛る「規則」は数多い。けれどもそれらは管理的なきまりであり、あるいは学校社会のルールやネット上での約束事であり、子供たちの本質的な内面と結びつくようなものではない。

ここでは詳細は示さないが、小児科医の古庄氏らの調査においては、**日本の子供は、他の先進国と比較したとき、際立って自己評価が低い**ことが示されている。つまり、日本の10代は、自分のスマホを持ち、新作のゲームに熱中し、ラインに精通していたとしても、その本質は孤独で自己に対する不全感が大きいのである。

数年前のことである。知人の社会学者が主宰する小規模の勉強会で、日本におけるうつ病と自殺をテーマに講演をしたことがあった。その中で、私はここに示したユニセフのデータを紹介したのだったが、ある全国紙の女性記者から、予想もしない拒否反応に遭って驚いたことがあった。

このデータについて、新聞記者の彼女は、「そんなことがあるはずはない」と言うのであった。「データが間違っているに違いない、日本の子供が、そんなに特殊なはずはない」、これが彼女の言い分であった。

念のために言うと、このデータはユニセフのホームページにも掲載されている公開されたデータである。これまでにも、さまざまなところで紹介されているものであり、内容的には間違いない。その女性記者が感情的に反発したのか理由はよくわからないが、ジャーナリストとしての「感度」の低さに驚いたことを記憶している。彼女の頭の中には、日本の社会も教育も健全で素晴らしいものだという幻想があったのかもしれないが、そういうセンスのない人がジャーナリストを名乗っているのは嘆かわしい。

データにはっきり出ている！　日本の若者は悲観的

さらに、幅広い年代のティーンエイジャーを対象にするとどうだろうか。

少し前のデータであるが、読売新聞は２００２年に、中学生以上の未成年の青少年にアンケート調査を行った。対象は、全国の12歳（中学1年）から19歳までの男女５０００人で、住民基本台帳から無作為に抽出されている。アンケートの回収率は58・８％であった。

「全国青少年意識調査」について

図表1. 日本の将来は明るいと思うか?

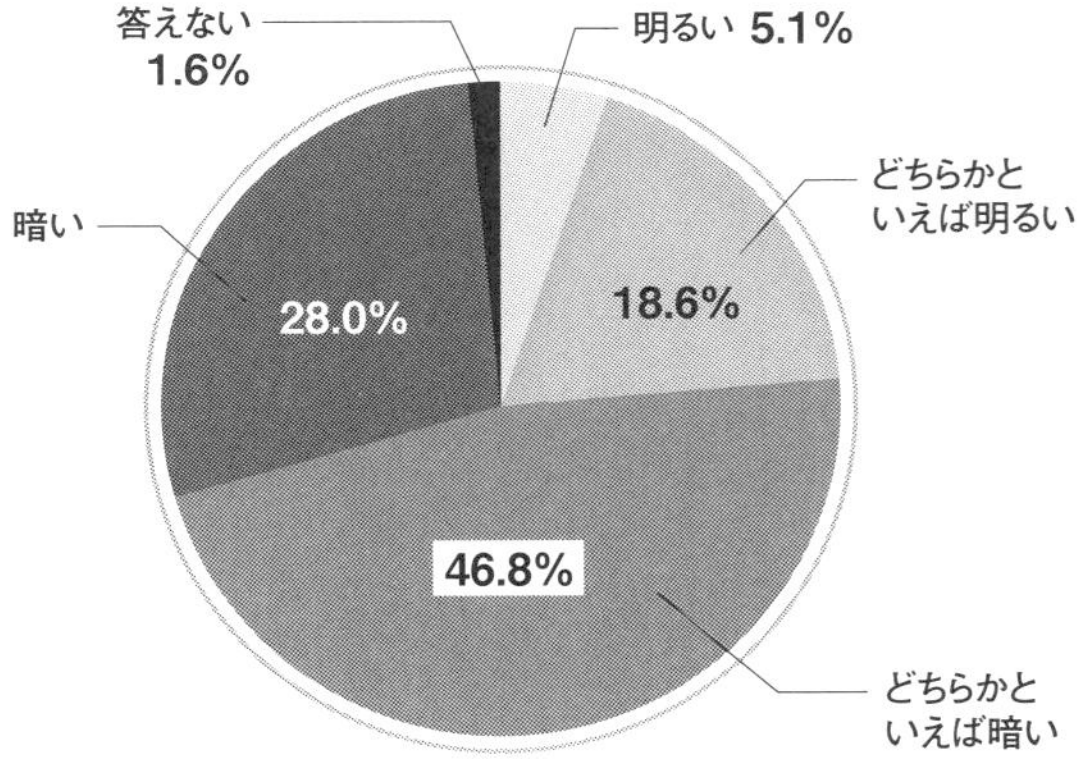

図表2. 今の日本は、努力すれば誰でも成功できる社会だと思うか?

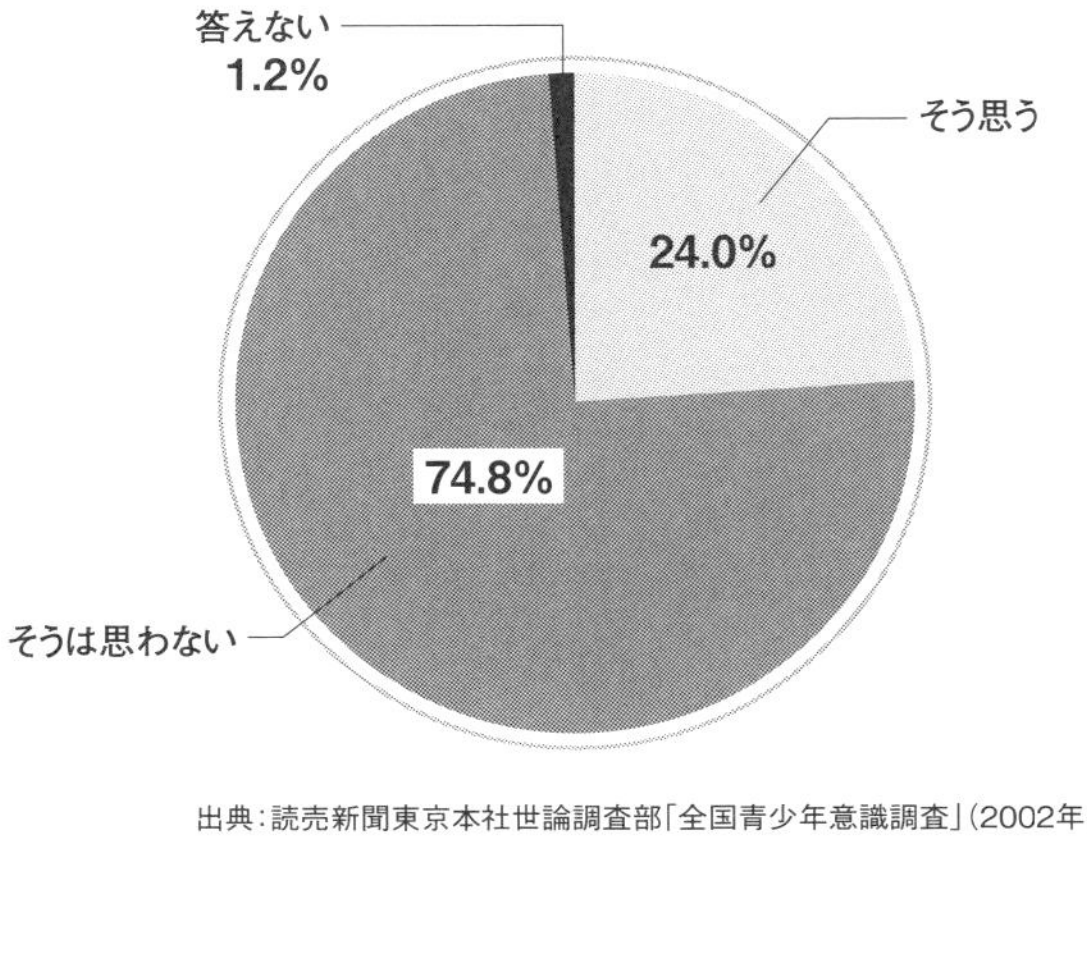

出典:読売新聞東京本社世論調査部「全国青少年意識調査」(2002年実施)

日本の若者は、自分自身に満足しているか？

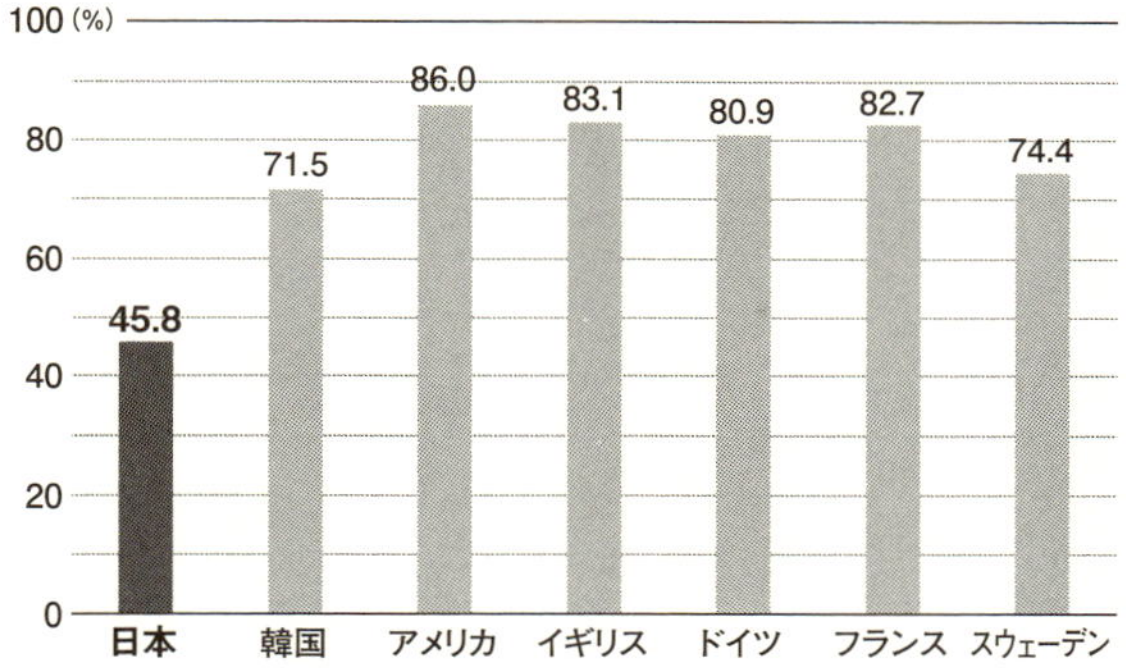

＊「次のことがらがあなた自身にどのくらいあてはまりますか。」との問いに対し、「私は、自分自身に満足している」に「そう思う」「どちらかといえばそう思う」と回答した者の合計

＊13〜29歳の若者を対象に内閣府が調査

出典：内閣府「平成26年版 子ども・若者白書」

この調査の結果を見ると、日本の10代の若者が全体として非常にペシミスティックな世界観を持っていることが伝わってくる。以下、2003年2月22日の読売新聞の記事より、結果の一部をお示しする。

「今の日本は、努力すれば、だれでも成功できる社会だと思うかどうか」――を聞いたところ、「そうは思わない」が75％で、「そう思う」（24％）を大きく上回った。「そうは思わない」は、高校生（78％）、大学・短大生（79％）で8割弱を占めるほか、中学生でも71％に上っている。

「日本の将来は明るいと思うかどう

か」――でも、「暗い」が「どちらかといえば」との合計で75％を占めた。「暗い」は、成人を対象にした昨年10月の全国世論調査（62％）に比べて10ポイント以上も多い。

中学生の71％が日本の将来を「暗い」と予想しているが、同様の答えは、高校生、大学・短大生（各78％）、社会人（80％）など、上の年代ではさらに多い。

また、「日本国民であることを誇りに思う」――は、「とても」23％、「多少は」42％の合計で65％を占め、「誇りには思わない」（33％）のほぼ倍に上った。

ただ、「誇りに思う」は、成人対象の昨年10月調査（82％）と比べると17ポイントも少ない。また、中学生では、「誇りには思わない」（28％）が3割を切っているものの、高校生35％、大学・短大生42％と、上の年代ほど多い。

社会の現状に否定的、悲観的な回答が目立つ一方、家庭や個人の生活を大事にしようという若者は多い。「自分がどんな人生を送りたいと思うか」――を聞いた質問では、トップに「好きな仕事につく」69％があがり、これに「幸せな家庭を築く」（62％）が次いでいる。

以下、「趣味などを楽しむ」54％、「金持ちになる」32％、「人のためになることをする」30％――の順。これに対し、「有名になる」（15％）と「出世する」（14％）は

2割を切っている。

さらに、最近の調査をあげてみよう。

内閣府は、2013年度において、わが国と諸外国の若者の意識に関する調査を行った。その結果の一部であるが、「自分自身に満足している」という問いにイエスと答えたのは、日本の若者の45・8%に過ぎず、欧米の若者の80%以上という回答と比較すると極端に低かった。

このように、多くの調査の結果は共通性が大きい。具体的に言えば、**他の先進国と比較して、日本の若者は、「孤独で、将来への希望がなく、自己評価が低い」**のである。

実は、このような点は若者だけではなく、成人に関しても同様のデータが得られている。**先進的で自由度の高いはずである日本社会において、そこに暮らす人たちはなぜこのようにペシミスティックなのであろうか。**

近代化、都市化を進めてきた戦後の日本の歩みは、一方では、伝統的な社会を解体する試みでもあった。その作業は成功し、日本社会は先進国の中でももっとも現代的に変化することに成功したように思える。

だがこれは、当然ながら副作用を伴うものであり、**社会のアノミー化（＝無規範化、無秩序化）**をもたらした。伝統的な規範を意味する「強いまなざし」は失われ、従来からの宗教的感覚の希薄さは、**規範の喪失**をもたらした。

人生の選択肢は無数に存在し、それを妨げるものはごくわずかしかないにもかかわらず、**日本人は自分の人生を自分で考える訓練を受けていないため、何をしたらよいのかまるでわからない**というのが現状である。ネットで暴走する不寛容な人たちは、このようなアノミー化の表れであるのかもしれない。

第八章 長きにわたりバッシングの苦しみの中にある雅子妃殿下

日本の先進性がもたらしたもの

前章では、日本社会の特徴について統計的な資料を紹介したが、読者には、「日本」や「日本人」について否定的に述べているように見えたかもしれない。しかし、筆者の意向は、必ずしもそういうつもりではない。

日本社会や日本人の特性である孤立化やアノミー化は、実は「先進性」の表れなのである。またこれまで述べたような**日本社会のさまざまな特徴は、独自性の大きい日本文化の基礎**となっている。つまり、ここで特性は、短所にも長所にもなっている。

本稿のテーマからはずれるので詳細に述べないが、過去から現在に至るまで、日本人は、芸術面から科学領域まで、多くの分野で先進性と独自性を発揮してきた。世界的な業績も数多く、これについては、もっと誇りにすべきであろう。

具体例をあげればきりがないが、芸術的な分野では、平安時代に女官たちが生み出した「物語」は世界文学の古典であるし、能や歌舞伎、現代日本の小劇場からアニメ文化に至るまで、日本文化は世界をリードしてきたし、他の追随を許さない広がりとコンテンツの豊富さがある。

科学技術の分野でも、同様である。江戸時代の和算や測量技術に加えて、明治の初期に登場した新進の科学者たちは、短時間で世界レベルに追いつき、輝かしい業績をあげたのであった。

雅子妃に、なぜ女性たちは興味を持つのか?

さて、ここで注目したいのが「雅子さま」である。この10年あまり、マスコミと一般の人たちから、もっとも激しく、ひんぱんにバッシングを受けてきたのは、雅子皇太子妃であろう。ご成婚後の1990年代から今日に至るまで、マスコミは、雅子妃の動静を常に話題にしてきたが、あたたかく見守るよりも、冷ややかな視線を浴びせることが多かった。これには、雅子妃を取り巻く宮内庁や皇室関係者が、常にネガティブな情報を発信していたように見えたことの影響が大きいように思われる。

国家意識が薄いとたびたび批判される日本国民であるが、皇室に対する関心は思いがけず高い。中でも、雅子皇太子妃の「動静」や「ご病気」についての注目度は、ことさら大きい。皇室のことなど別世界の話だと思っている人にとっても、特に女性において、雅子妃の「御様子」は気になるものらしい。

その理由の一つとして、雅子妃が「人生を暗転させてしまった」ことがあると思われる。ご成婚まで、あるいは「病気」を公表するまで、彼女は比類のない成功者だった。ハーバード大に東大という高学歴に加えて、恵まれた容姿、家柄も申し分がない上に語学も堪能とくれば、能力も閨閥《けいばつ》もない普通の「平民」は、ため息をつくしかない。その上、日本国のファーストレディとなることが約束されていたのだ。

ところが、そういった〝天上の人〟がご病気に罹り、輝かしいその道から落ちてしまった。落ちたどころか、回復しないまま地べたを這いつくばるような苦しみの中にいるのが、この10年あまりの状況である。たとえ皇族であろうと、水に溺れた犬はサンドバッグにするのが、わが国の習わしなのだ、と思わざるを得ない。

落ちてしまった雅子妃に対して、日頃のルサンチマンがここぞとばかり、噴き出ることになった。大きな声では語られはしないが、「本当に病気なの?」「どうして、公務をしないの?」「いつまでさぼっているの?」などと思っている人は少なくないだろう。

「病気」の雅子妃を見る視線は、同情的なものは少なかった。マスコミも「病気」であることを一応は認めながらも、批判すべき点を見出そうとする姿勢が強い。

雅子妃のストーリーをわれわれ一般人の社会に置き換えてみれば、ありふれた「失敗した結婚」である。嫁ぎ先がしきたりの厳しい旧家だったり、小うるさい身内や使用人（関係者）に冷たい視線を浴びせられたりすることは、だれにとっても、特に女性には身近な問題なのである。

雅子妃はなぜこんなにも責められ続けたのか？

雅子妃の「経過」を振り返ってみよう。1963年生まれの雅子妃は、外務省に在職中であった1993年に、皇太子徳仁親王妃に内定した。この時、彼女は29歳であった。この年の2月に外務省を退職、「納采の儀」を経て、6月に「結婚の儀」が行われた。

皇太子と結婚した彼女に求められたのは、何よりも、「世継ぎ」を産むことであった。なかなか子供ができないことが、初期のバッシングのきっかけとなった。1994年、婚約一周年会見が雅子妃の風邪のため延期されたときには、「ご懐妊では」との憶測が飛んだ。

これに対して、皇太子は、「あまり周りで波風が立ちますと、コウノトリのご機嫌を損ねるのではないかというふうに思います。風邪をひいたことが思わぬ方向に発展し、大きな騒ぎとなり、正直びっくりしております」とユーモラスに切り返している。この当時は、まだ余裕があったのである。

この当時、海外のメディアから、雅子妃の周囲の人々に対する非難の声があがった（けれども、事態はまったく変わらなかった。それどころか、さらに悪化した）。1996年2月、AP通信が、「サイレント・プリンセス」と題し、「雅子妃のプリンセスとしての能力が発揮されていないのは残念だ。すっかり影が薄くなってしまった」と報じている。

5月には、米国「ニューズウィーク」誌が、「金の鳥かごに入ったプリンセス」と題した特集記事において、「男の世継ぎを産んでいないことが重圧となっている」と指摘した。一方、宮内庁の周辺では、公務において、外国の首脳などと談笑する雅子妃に対して、「外国要人とのお話が長すぎる」「少々、目立ちすぎ、はしゃぎすぎではないか」などと否定的な声があがっていたそうである。この宮内庁のセンスのなさは、まったく日本的である。

10月には、フランスの「ポワ・ド・ヴュ」誌が、「監禁されたプリンセス」と題した特集記事で、「雅子妃は精神的にうつ状態」との見出しをつけて報じた。これについては、雅子妃自身が記者会見で、「うつ状態とかそういうことはまったくありません」と否定している。

1997年頃より、懐妊騒動が繰り返して起きた。1999年12月、朝日新聞が雅子妃の懐妊の兆候をスクープした（スクープは宮内庁内部からのリークによるものであった）。このスクープは、後に事実であることが判明した。12月30日に、宮内庁は雅子妃が稽留流産の手術を受けたと発表したのである。

あらためて振り返ってみると、雅子妃に対するバッシングは、古くから日本社会にみられるパターンの繰り返しと同じだ。古来、旧家の嫁は、男子の跡取りを出産しないと、周囲から厳しく責められたものであったが、雅子妃の場合も同様だろう。

彼女に期待されていたのは、天皇家の跡取りを産むことであり、実はそれが唯一の役割といってもいいのかもしれない。これは、まさに人格否定そのものである。海外のメディアにはこう見えていた——皇室も宮内庁も、さらにマスコミも一般の人も、雅子妃に期待したのは、豊富な海外経験を生かすことでもなく、あるいは才媛としての能力を発揮することでもなかった。望まれたのは、ただ子供を産む、その一点だけであった——と。

宮内庁や皇室からは、次のような露骨な声があがっていた。

「とにかく一人産んでくれればいいんですから」

「これは国事行為ですから妃殿下に産んでいただくよう諭してください」
「産んでくれれば日本経済のGDPも三パーセント上がるんだから」

（『雅子妃　悲運と中傷の中で』　友納尚子　文春文庫）

2000年の2月、皇太子は、記者会見において、「医学的な診断が下る前の非常に不確かな段階で報道がなされ、個人のプライバシーの領域であるはずのこと、あるいは事実でないことが大々的に報道されたことは誠に遺憾であります」と批判したが、周囲もマスコミも皇太子の意向は無視したのである。

雅子妃が体調不良を理由にして公務を欠席するようになったのは、この年の夏頃からだった。7月、香淳皇后《こうじゅんこうごう》の斂葬《れんそう》の儀を欠席、8月には、佐賀県で開催される全国農業青年交換大会への臨席を中止した。

2001年になり、4月16日に、懐妊の可能性があると発表された。そして、12月には、愛子内親王の出産となった。この時、雅子妃37歳、結婚から8年半経っていた。誕生したのが女児だったことで、周囲から落胆の声があがったことは否めないだろう。

この当時、雅子妃は、記者会見において、宮内庁の意向で世継ぎ作りを優先するために外国訪問を減らしたことを示唆している。「週刊現代」2004年5月29日号の記事では、皇太子宛の海外からの招待状を、宮内庁が、皇太子らに報告せずに断ったり、無視したりするケースがあったと述べられている。

2003年12月、雅子妃は、帯状疱疹《たいじょうほうしん》のため長期静養を開始することとなる。同じ時期、湯浅利夫《ゆあさとしお》宮内庁長官が定例記者会見で、秋篠宮夫妻について、「皇室の繁栄を考えると、3人目のお子さまを強く希望したい」と発言したが、これは明らかに雅子妃の気持ちを逆なでする発言であった。

さらに、この発言には重大な問題が存在している。そもそも、子作りや出産は、いくら皇室といっても、プライベートな問題である。これは、まったくの私的な領域まで平気で土足で踏み入る発言であり、まさにハラスメント行為そのものである。こういう点についてまったく無神経であるのが、日本の官僚らしいと思うのだが。

仮に宮内庁長官がこういう趣旨の意見を言いたいのであれば、それは、パーソナルに秋篠宮夫妻に告げればいいのである。おそらくこの発言は、雅子妃に対するあてつけであったのだろうが、公的な記者会見で、皇族に出産を促すということは、つまりは「性行為」を求めることを公言しているわけであり、失礼極まりない発言だった。官僚は、皇室をまったく尊重していないとしか思えない。

2004年4月、宮内庁が、5月に予定している皇太子夫妻のヨーロッパ訪問に雅子妃が同行しないことを発表した。これを受けて「週刊女性」2004年5月11—18日合併号は、「雅子妃が皇室に嫁がれる決心をされたのは、その（＝外交官としての）キャリアが新時代の皇太子妃に必要という周囲の説得があったから。が、現実には、そういう場や機会がまったくない。……それが次第に人間不信にまで高じていったというのが今の実状。雅子妃の皇室内での孤立は深く、実に深刻なものがあります」という関係者のコメントを掲載した。

さらに、同じ誌上において、「雅子妃は皇太子妃としての立場に自信をなくし、人間関係の悩みから心身ともに疲れており、事態は伝えられているより深刻」、との関係者のコメントも掲載されている。

後に、「週刊新潮」2006年9月21日号は、2004年春の長野静養のときは、「何かやろうとすると、腹痛、頭痛、目眩、起きられないなどの症状が出ます。また、気持ちの中で出口が見られず、非常にイライラすることも」、との記事を掲載している。実際、この当時の体調は最悪で、立ち上がることもやっとであったという。

雅子妃の病名と、真実

２００４年5月10日、皇太子は記者会見で決定的な発言を行った。「雅子は外交官としての仕事を断念して皇室に入り、国際親善を皇族としての大変重要な役目と思いながらも、外国訪問をなかなか許されなかったことに大変苦悩しておりました。（中略）雅子にはこの10年、自分を一所懸命、皇室の環境に適応させようと思いつつ努力してきましたが、私が見るところ、そのことで疲れ切ってしまっているように見えます。（中略）雅子のキャリアや、そのことに基づいた雅子の人格を否定するような動きがあったことも事実です」という、いわゆる人格否定発言を行い、大きな反響を呼んだ。

皇太子の発言に対して、一般の反応はさまざまであった。雅子妃に同情的な意見もみられた一方で、逆に、雅子妃、皇太子とも自分の職務に無責任であるとの批判もなされている。

6月には、国立精神・神経医療研究センターの医師で、認知療法の第一人者とされる大《おお》野裕《のゆたか》医師が雅子妃の主治医になることが決まり、以後、現在までその職にある。7月には、宮内庁が、雅子妃の静養が長期に及び、公務復帰の目処《めど》が立たないことについて、病名を

「適応障害」と公表した。

2005年以降も、雅子妃は〝沈んだ〟ままであった。2006年8月、皇太子一家は、オランダで静養し、雅子妃の体調の好転がみられたと報じられたが、海外静養を行ったこと自体がさまざまな批判にさらされた。

2006年以降、雅子妃の私的な外出は次第に増加した。9月8日には、幕張メッセで開催された「世界の巨大恐竜博2006」をお忍びで見学している。9月10日、東宮一家3人、両国国技館で大相撲秋場所を観戦した。このような状況の中で、体調の回復は喜ばしいことであるはずなのに、プライベートでは外出できるのにどうして公務には行かないのか、と新たなバッシングを受けることとなった。

雅子妃の「病気」については、多くのメディアで議論の対象となったが、実は、どこにでもあるありふれたものである。「辛い環境によって抑うつ状態が生じ、それが慢性化する」、これが雅子妃の状態である。

なぜ何年経っても治らないかと言えば、彼女を取り巻く環境が好転しないからである。その「病名」は、もはや「適応障害」とはいえない。だが医師団はそう繰り返すしか仕方がなかった。

そもそも適応障害という診断名は、米国精神医学会による新規の用語で、短期間で改善するごく軽症の精神症状を示し、10年以上も続くことは考えられない。一方で猪瀬元知事は、雅子妃は「新型うつ病」だと「週刊文春」の誌上で述べたが、新型うつ病という「病名」は医学用語ではない。タレント医師が作った「造語」を、何の疑問もなく濫用するマスコミの姿勢は嘆かわしい。

雅子妃の診断は、以前は、「神経症性うつ病（抑うつ神経症）」と呼ばれたものである。最近の診断基準では、「気分変調症」あるいは「慢性うつ病」に相当する。この疾患について、薬物療法の効果は限定的である。

宮内庁の金沢医師（東大神経内科出身）が、大野医師（慶大精神科出身）を中心とする東宮職医師団の治療方針を揶揄することがみられたが、これには学閥的な背景があるようだ。金沢医師の雅子妃に対するコメントは、次のように突き放したものとなっている。

「天皇陛下のことなら分かるが、雅子さまのことは分かりません。本当にあの方のことだけは分からない」

（フライデー　2012年4月27日号）

雅子妃の治療のためには、環境を大きく変えることが必要である。極端なことを言わせてもらえば、皇族を辞める、離婚する、別居して海外で暮らす、そのどれも有効であろう。あるいはマスコミの前で、自ら病気の経過についてカミングアウトすることも効果的かもしれない。けれどもどの方法も反作用は大きい。そのため、ご本人も宮内庁も、実行に移す勇気は持たなかった——としか私には思えない。

雅子妃の治療は、東宮職医師団のメンバーである大野裕医師が中心となって担当している。ただ、〝医師団〟といっても大野医師以外のメンバーや治療の詳細は公表されておらず、実は、大野氏が個人で診ているようである。大野氏に対するバッシングもひんぱんで、週刊誌では名指しで治療法がよくないと攻撃され、ネットでも「医師団ひとり」などと揶揄されている。実際はまったく的外れであるのだが、以下に示すように製薬会社との関係を問題にする指摘もある。

「大野医師はここ数年、さまざまな製薬会社から講演料や謝礼金をもらっているが、雅子妃の主治医ということが業界では知れ渡っているだけに今後、問題視される可能性がある」

（ＴＨＥＭＩＳ　２０１３年１月号）

実際は、大野医師はごくスタンダードな精神科の治療を時間と手間をかけて行っているようだ。加えて、これまたやり玉にあげられている治療の長期化についても、医師の力でどうにかなる類のものではない。雅子妃を取り巻く状況に変化はないからである。

「気分変調症」は、本人の性格や環境の要因が大きく、また薬も効きにくいため、典型的なうつ病より長引くことが多く、完治もしにくい。闘病生活が10〜20年続く人も珍しくないのである。

海外では、オランダのベアトリクス前女王の夫であるクラウス・フォン・アムスベルクが、うつ病に罹患したことが知られている。オランダ王室は病状を公表し、公務は制限されたが、日本で雅子妃に対して起きているようなバッシングはみられなかった。王室はクラウスの病状を国民に定期的に公表し、ユーモラスな人柄のクラウスの言動は国民に深く愛されるようになった。姑息に裏で物事を処理しようとはせず、このような対応を宮内庁も見習うべきだった。

頑張るほど、バッシングされる悲しい環境

２００８年４月、愛子内親王が学習院初等科に入学したが、これ以降、バッシングの対象は、雅子妃と愛子内親王の両者へと変化した。愛子内親王は女子として生まれたために、通常では考えられないほどの苦労を経験することになった。

２０１０年、２月下旬〜３月上旬、愛子内親王が男子児童とのトラブルから不登校になる。３月５日に野村東宮大夫によってその事実が公表された。以降、雅子妃は、愛子内親王の登下校にほぼ毎日付き添うようになった。２０１１年３月までの１年近く、教室の後ろで折りたたみいすに座って参観し休み時間にも付き添っていた。このような雅子妃の対応に対しては、「過保護である」「私的な外出はできるのに公務をしないのはおかしい」などさまざまな批判が集中した。

２０１１年になると、外出の機会が増え、４月６日、皇太子とともに、東日本大震災の被災者約１３０人が避難する味の素スタジアムを慰問した。以降８月までの間、岩手県大船渡市などの被災各地への慰問を繰り返している。「週刊文春」２０１１年４月21日号では、「体調は必ずしもよくなさそうだが、訪問の意欲はあり、以前は小さくか細かった声に力がこもるようになり、声量も出るようになった」という肯定的なコメントと、「出迎

えの群衆に対しては一瞥しただけで、微笑みもなければ手も振らなかったのが気になった」と否定的なコメントが掲載されている。

9月14～16日には、学習院初等科の山中湖での2泊3日の校外学習に愛子内親王の付き添いとして同行している。この時には、ものものしい警備をともなったり、1泊12万円のスイートルームに宿泊したりしたことが批判され、雅子妃をバッシングする報道が沸き上がった。この時期、「ぜいたく」であることがバッシングのきっかけになることが多かった。

その後も、高級レストランで食事をした、高価なブランドものを購入した、などという報道により、バッシングが過熱することを繰り返した。これも考えてみれば、おかしな話である。皇太子夫妻はいわば、将来のキングとクイーンである。どんなぜいたくでも許されるとまでは言わないが、地位に応じた「ぜいたく」はむしろ必須な事柄である。こういうことはわかっているはずなのに、無責任に批判する人がマスコミを含めて多数存在している。

2012年3月1日、東大病院に、心臓手術を受けた天皇を見舞うために外出をした。「週刊文春」2012年3月15日号は、「病院到着時、久しぶりに天皇と会う緊張感からか、表情は強張り、口を真一文字に閉じ、口角を上げようと力が入っていた」とコメントを掲載している。

雅子妃の状態は、この天皇への見舞いをきっかけとして悪化した。「週刊文春」2012年3月22日号によると、この見舞い以降、雅子妃の体調がよくなく、普段は〝大波小波〟に揺られているという印象だが、久しぶりに大波がきたという感じで、最悪といえる状態であること、また、昼夜が逆転しており、見舞いの疲れが出たのか眠れず、朝3時まで起きている日もあることなどを東宮職関係者のコメントとして掲載している。

この時期、東宮関係者のコメントがマスコミをにぎわすことが多くなった。とはいっても、その内容は意味のあるものはあまりなく、非公式に雅子妃をやんわりと非難するという内容のものが目立っている。つまり、皇太子夫妻には、「身内」にも、味方がいなかったのではないだろうか。

「週刊朝日」2013年1月4日・11日号には、宮内庁関係者の発言として、次のコメントが掲載されている。

「公務をなさらなくなったことで、皇族としての雅子さまの姿が国民から見えなくなってしまいました。私的な外食や遊びを自由にさせるという治療方針が、雅子さまを皇室の中の異質な存在として、浮き上がらせてしまったように思えてなりません」

雅子妃殿下の症状を正しく理解し、周囲が守るべきだ

古代や絶対王政の時代ならともかく、立憲君主制における王制、あるいは日本の皇室は、「職業」に近い性質を持っている。日本の現状についてみれば、皇族は、「天皇」や「皇太子」という〝役割〟を請け負っているとみなすのが適当であろう。

こういう風に述べること自体、あるいは「不敬」であり、大いにバッシングを受けるかもしれないが、「皇室」や「皇族」に絶対的な意味づけをするのは正しい態度とはいえないであろう。

逆説的になるが、そのような意味では、雅子妃に対して、意地の悪いバッシングや苦言を繰り返すマスコミや宮内庁周辺の人々の行動は、理にかなっているといえなくもない。けれども現実の状況は「意見を述べる」と言った段階をはるかに超えてしまったのではないだろうか。その結果、病気にまで追い込んでしまったのだから。

同じような状況は、美智子皇后が皇太子妃だった時代にもあった。美智子皇后も一時期、精神的な不調のため、静養を余儀なくされた。だが皇后の場合には、2人の男子を出産したという点が大きな強みとなっていた。

雅子妃には、「覚悟」が足りなかったのではないかという指摘もある。それは、一面の真実かもしれない。けれども、何よりも重要な点は、宮内庁も、マスコミも、一般の人々も、表立って口にしないまでも、雅子妃のもっとも重要な役割は、「お世継ぎ」を出産することとみなしていた点であった。雅子妃による皇室外交など、実は、だれも望んではいなかった。さらに言えば、実は男子さえ産めればそれでよかったのである。こうした考え方には、個人を尊重しようとしない日本社会の特徴がよく表れている。

日本国民は、上も下も、年齢も関係なく、図々しく不敬そのものである。本章で、秋篠宮家に対する宮内庁長官という平民の「失礼」な発言を紹介したが、雅子妃は、その何倍ものハラスメントをこの10年あまり受け続けてきたのであり、その結果としてうつ病になったのも当然なのかもしれない。

子供ができないといってはバッシングされ、お産みになったのが内親王だったということで、さらにバッシングを受けた。秋篠宮家にご長男が生まれたので、その後は放っておいてくれるかと思えばそうではなく、ブランド品を買ったとか、公務をしないで遊んでいると、非難は絶え間ない。

皇族には生活の保障をしてやっているのだから、バッシングもするし、私生活にも口を出すのは当然の権利であるというのが、マスコミと一般市民の言い分かもしれない。イギリスの故ダイアナ妃がチャールズ皇太子と離婚して王室を去ったように、雅子妃ももっと早い時期に皇室から離れるという選択肢があったのかもしれない。

雅子妃には、元エリートだからこそ叩きがいがあるという側面がある。また、国民も、かわいそうだと思いつつ彼女の凋落を喜ぶようなアンビバレンツな感情を常に抱いている。

逆にいうと、このような状況を一変させ、マスコミと国民さえ味方につけられれば、環境を大幅に改善できる可能性も残っている。宮内庁と医師団は、メディアコントロールに長けた人材を招き、記者会見を開いてこれまでの状況を雅子妃本人の生の言葉で語っていただくなど、バッシングを支持に変える努力をすべきなのである（残念ながら、そういう大胆な試みをしようとする官僚はいそうにもない）。

東日本大震災の被災地を精力的に回る天皇皇后の姿を見て、皇室は日本の象徴であり、国民の心の拠りどころなのだとあらためて感じた人は多いだろう。昭和天皇の大喪の礼のとき、国全体が悲しみに沈んだことも、まだ記憶に新しい。そうであるなら、無意味なバッシングを繰り返すことをやめ、メディアも国民も雅子妃の治癒に協力し、次世代の皇后の誕生に協力すべきである。

おわりに

「不自由さ」が、日本人の不寛容さを造ってきた

現在の日本社会においては、バッシングもクレームもネットでの〝炎上〟も、もはや当たり前の現象となった。だからといって、これらを受け入れて当然というわけにはいかない。こうしたことは、異常な事態であるということを、まず自覚すべきであろう。

本書は、2015年1月から半年あまり、幻冬舎のインターネットマガジン「幻冬舎plus」において連載された文章（連載時のタイトルは「他人を許せない人たち〜不寛容という病〜」）を、幻冬舎新書として刊行するにあたって改題・改訂したものである。

本稿の基本となるアイデアは、もともと、担当編集者でもある幻冬舎の袖山満一子氏から頂いたもので、日本社会の「不寛容さ」に焦点を当てて、さまざまな社会現象の分析を行うという内容であった。

袖山氏のメモの一部を、次に示してみる。「……佐村河内氏や小保方氏の事件など、信

じた人に裏切られたときの日本人の過剰な熱狂ぶり、店員によるおふざけ写真公開で続々閉店を決めたコンビニの極端さ、反韓モードで急激に韓国人街が閑散とするほど態度が豹変する異常さ、攻撃対象を見つけてはすぐに炎上するネット……。不寛容で排他的ともいえる日本人の心理を、精神科医の目線で解読する」(ここには当時の社会情勢からいくつか例が引かれているが、幻冬舎ｐｌｕｓでの連載中にイスラム国による人質事件や、東京オリンピックのエンブレムの盗用疑惑でデザイナーが激しくバッシングされる事件などが起きたりもして、日本には不寛容で排他的だと思われる事象が数限りなくあることを痛感した)。

はたして、この最初のもくろみが成功しているかどうかは、読者の方々のご意見を伺いたいが、あらためて、本文を読み返して感じたのは、日本社会の「不自由さ」である。言葉を変えれば、不自由さが、日本人の「不寛容さ」を造ってきたのであると思う。

かつて、われわれを縛ってきたのは、自分自身の出自であり、故郷であり、あるいは同僚や先輩の視線であった。そうした旧来の「しがらみ」が、現在のところ、過去のものになりつつあるのは確かである。けれども、一方で、社会全体の管理化は、かなりの速度で進行している。日本は、寛容さのない、冷たい冬の国になりつつあるのだ。

こうした点に加えて、日本社会の不自由さは、物理的、あるいは地政学的な側面もある。極東のはずれにある日本からは、簡単に逃げ出すことはできないし、ほとんどの日本人は、他国で暮らす技量や金銭を持ち合わせてはいない。

このため、閉ざされた島国においては、狭い場所で、似たような顔をしたものどうしが、お互いを監視しつつ、ほんの少しの差異のために競い合い、憎みそねみ合って生きているのである。

閉じた国の不自由さが、日本人の不寛容さを形成し、他国に見ないような奇妙な社会的な病理現象を生み出している。本書で述べた**バッシングなどの不寛容さや、引きこもりや過労自殺などは、日本に独自の現象**である。

けれども、本文でも述べたように、日本の不自由さは、必ずしも悪い面だけに作用しているわけではない。日本は、宗教に頼ることのない、唯一の近代国家となった。また、日本独自のアートや文化は、不自由な閉塞感から生み出された部分も少なくない。

読者のみなさんには、本書が日本の社会や文化を考えるための一助となれば幸いである。

最後になりますが、執筆に関して多大なアイデアとアドバイスを頂いた、幻冬舎編集部の袖山満一子氏に深く感謝いたします。

二〇一五年八月

岩波　明

著者略歴

岩波明《いわなみあきら》

一九五九年、神奈川県生まれ。昭和大学医学部精神医学講座教授。
八五年、東京大学医学部卒。東大病院精神科、東京都立松沢病院、
埼玉医大精神科などを経て二〇一二年より現職。
一五年より、昭和大学附属烏山病院長を併任。
精神疾患の認知機能、司法精神医療、発達障害の臨床研究などを
主な研究分野とする。
著書に『狂気という隣人』（新潮文庫）、『心の病が職場を潰す』（新潮新書）、
『発達障害と生きる』（講談社）、『文豪はみんな、うつ』（幻冬舎新書）、
『名作の中の病』（新潮社）、『大人のＡＤＨＤ』（ちくま新書）など、
監訳書に『内因性精神病の分類』（監訳、医学書院）、
『精神分裂病の神経心理学』（監訳、星和書店）などがある。

幻冬舎新書 389

他人を非難してばかりいる人たち
バッシング・いじめ・ネット私刑《リンチ》

二〇一五年九月三十日 第一刷発行

著者 岩波 明
発行人 見城 徹
編集人 志儀保博
発行所 株式会社 幻冬舎
〒一五一―〇〇五一 東京都渋谷区千駄ヶ谷四―九―七
電話 〇三―五四一一―六二一一(編集)
〇三―五四一一―六二二二(営業)
振替 〇〇一二〇―八―七六七六四三
ブックデザイン 鈴木成一デザイン室
印刷・製本所 中央精版印刷株式会社

JASRAC 出1510131-501

Printed in Japan ISBN978-4-344-98390-8 C0295
い-12-2
幻冬舎ホームページアドレス http://www.gentosha.co.jp/
*この本に関するご意見・ご感想をメールでお寄せいただく場合は、comment@gentosha.co.jp まで。

幻冬舎新書

岩波明

文豪はみんな、うつ

明治から昭和初期に傑作を残した、偉大な10人の文豪。彼らのうち、7人が重症の精神疾患、4人が自殺。私生活にも言及し、過去の定説を覆した、精神科医によるスキャンダラスな作家論。

鍋田恭孝

子どものまま中年化する若者たち

根拠なき万能感とあきらめの心理

幼児のような万能感を引きずり親離れしない。周囲に認められたいが努力するのは面倒——今そんな子どもの心のまま人生をあきらめた中年のように生きる若者が増えている！　ベテラン精神科医による衝撃報告。

香山リカ

弱者はもう救われないのか

拡大する所得格差、階級の断絶……もはや日本だけでなく世界全体で進む「弱者切り捨て」。古今の思想・宗教に弱者救済の絶対的根拠を求め、市場経済と多数決に打ち克つ新しい倫理を模索する、渾身の論考。

渋井哲也

実録・闇サイト事件簿

ネットで出会った男たちが見も知らぬ女性を殺害するという、犯罪小説のような事件を生んだ「闇サイト」とは何か。閉塞した現代社会の合わせ鏡、インターネットの「裏」に深く切り込む実録ルポ。

幻冬舎新書

鈴木大介
最貧困女子

「貧困女子」よりさらにひどい地獄の中でもがいている女性たちがいる。「貧困連鎖」から出られず、誰の助けも借りられず、セックスワーク（売春や性風俗業）をするしかない彼女たちの悲痛な叫び！

宮本太郎＋BSフジ・プライムニュース編
弱者99％社会
日本復興のための生活保障

生活保護者数２０５万人、完全失業者数３３４万人……これらは「格差限界社会」の序章に過ぎず、もはや一刻の猶予も許されない。社会保障改革へ、有識者達による緊急提言。

片田珠美
男尊女卑という病

人前で妻をバカにする夫、「男の責任者を出せ」と騒ぐ男性客、女性上司に反発を覚える男性社員……男女平等社会は当然と思われるようになった今もなぜ？　そこに潜む意外な心理的病理とは？

石蔵文信
なぜ妻は、夫のやることなすこと気に食わないのか
エイリアン妻と共生するための15の戦略

恋人が可愛く思え短所さえ許せたのは盛んに分泌される性ホルモンの仕業。異性はエイリアンにも等しく異なる存在で、夫婦は上手くいく方が奇跡だ。夫婦生活を賢明に過ごす15の戦略を提言。

幻冬舎新書

下重暁子
家族という病

家族がらみの事件やトラブルを挙げればキリがない。それなのになぜ、日本で「家族」は美化されるのか。家族の実態をえぐりつつ、「家族とは何か」を提起する一冊。

小池龍之介
しない生活
煩悩を静める108のお稽古

メールの返信が遅いだけなのに「自分は嫌われている？」と妄想して不安になる――この妄想こそ仏道の説く「煩悩」です。ただ内省することで煩悩を静める、「しない」生活のお作法教えます。

諸富祥彦
悩みぬく意味

生きることは悩むことだ。悩みから逃げず、きちんと悩める人にだけ濃密な人生はやってくる。苦悩する人々に寄り添い続ける心理カウンセラーが、味わい深く生きるための正しい悩み方を伝授する。

榎本博明
病的に自分が好きな人

まわりとトラブルを起こしてばかりの自分大好き人間が増えている。なぜ増えているのか、なぜ自分にしか関心が向かないのか等、その心理メカニズムから自己愛過剰社会の特徴までを徹底分析。